Luderer

**Schizophrenie:
Mit der Krankheit
umgehen lernen**

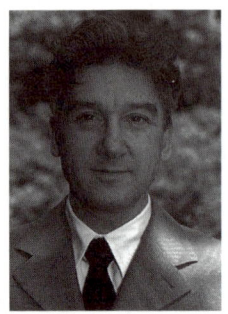

Der Autor:

Prof. Dr. med. Hans-Jürgen Luderer wurde 1949 in Mannheim geboren. Nach dem Studium der Medizin in Heidelberg war er an den Universitäten von Ulm und Erlangen-Nürnberg tätig. Heute ist er Ärztlicher Direktor und Chefarzt der Abteilung Psychiatrie und Psychotherapie des Zentrums für Psychiatrie Weinsberg. Seit vielen Jahren beschäftigt er sich wissenschaftlich und praktisch mit dem Thema der Aufklärung und Informationsvermittlung bei Patienten und Angehörigen.

Inhalt

Zu diesem Buch

»Wenn die Krankheit richtig akut ist, ist es wie im Fieber: Du tust Dinge, die du normalerweise nie tun würdest, du denkst ganz anders. Du blickst nicht richtig durch, aber du merkst es nicht, und was die anderen sagen, glaubst du nicht.«

Mit diesen Worten beschreibt ein Patient die Veränderungen seiner Wahrnehmung, seines Denken, Fühlens und Handelns im Rahmen einer Schizophrenie. Das Bild des Fiebers verdeutlicht, wie sehr er sich der akuten Krankheit ausgeliefert fühlte, wie wenig er ihr in dieser Situation entgegenzusetzen hatte und wie wenig er bereit war, Hilfe anzunehmen.

Wenn eine Schizophrenie zum ersten Mal auftritt, wissen die Patienten nicht, was mit ihnen geschieht. Sie hören Stimmen von Personen, die nicht im Raum sind, meinen, sie werden von anderen Menschen verfolgt und bedroht, und in der Nacht finden sie keine Ruhe. Häufig erkennen sie nicht, daß diesen Erlebnissen eine Krankheit zugrunde liegt.

Auch die Angehörigen sind verunsichert. Fragen tauchen auf, Ratschläge werden erteilt, und widersprüchliche Auskünfte tragen mehr zur Verwirrung als zur Klärung bei.

Dieses Buch soll Patienten und Angehörigen Gelegenheit geben, sich über die Erkrankung zu informieren und sich mit ihr auseinanderzusetzen. Viele Themen werden angesprochen: Symptome der Schizophrenie, mögliche Ursachen, Häufigkeit und Verlauf, Möglichkeiten der Behandlung und Vorbeugung und Rechtsfragen.

Bei allen Themen wird deutlich, daß sich die Psychiatrie in den letzten Jahren ganz erheblich weiterentwickelt hat.

Neue Diagnosesysteme haben die Art und Weise, wie psychische Krankheiten eingeteilt und benannt werden, verändert. Die Einführung dieser Systeme hat mehrere Gründe.

Zum einen ist der Versuch, sich auf einen verbindlichen Begriff der psychischen Krankheit zu einigen, nach langen Diskussionen gescheitert. Manche Psychiater verbanden mit dem Begriff der Krankheit eine Störung biologischer Funktionen, d.h. eine körperlich oder wahrscheinlich körperlich bedingte Beeinträchtigung. Andere Psychiater wollten diese Einschränkung nicht mitmachen und bezeichneten alle Beeinträchtigungen der psychischen Funktionen unabhängig von den Ursachen als Krankheiten. Um diesen Meinungsverschiedenheiten aus dem Weg zu gehen, einigte man sich auf den Begriff der psychischen Störung.

In diesem Buch taucht der Störungsbegriff immer dann auf, wenn bestimmte Diagnosen benannt werden sollen (z. B. »schizoaffektive Störung« oder »vorübergehende akute psychotische Störungen«, s. Seite 40). Ansonsten werden beide Begriffe in gleicher Bedeutung verwendet. Wenn von »Störung« die Rede ist, könnte man auch »Krankheit« sagen oder umgekehrt.

Früher wurde der Versuch unternommen, psychische Krankheiten nach der Ursache oder nach der vermuteten Ursache einzuteilen. Da aber die Ursachen der meisten psychischen Krankheiten nicht genau bekannt sind, ist man von diesem Prinzip abgekommen. Man teilt die psychischen Krankheiten oder Störungen heute nach den Symptomen und nach dem Verlauf ein. Dadurch ist der Schizophreniebegriff enger geworden. Bestimmte akute und chronische schizophrenieähnliche Störungen (s. Seite 39 ff.) werden heute nicht mehr unter dem Begriff der Schizophrenie zusammengefaßt.

Die Behandlung der Schizophrenie hat sich ebenfalls verändert. So wurden in den vergangenen Jahren eine ganze Reihe von Psychopharmaka entwickelt, die besser verträglich und bei bestimmten Symptomen – den sogenannten Negativsymptomen (s. Seite 23 ff.) – wirksamer sind als viele ältere Präparate. Aus denselben Gründen wurden einige ältere Psychopharmaka wiederentdeckt. Man setzt sie jetzt wieder häufiger zur Behandlung ein.

Die Psychotherapie der Schizophrenie hat sich in den vergangenen Jahren weiterentwickelt. Das gilt insbesondere für eine besondere Form der Psychotherapie, die Psychoedukation. Ziel dieser Behandlungsform ist es, Patienten über ihre Krankheit zu informieren und ihnen zu helfen, besser mit ihr zurechtzukommen. Ähnliche Hilfsangebote gibt es auch für Angehörige.

Wer viel über seine Krankheit weiß, kann sich seinem behandelnden Arzt besser mitteilen und versteht auch dessen Fragen und Empfehlungen wesentlich leichter. Wenn dieser Ratgeber dazu beiträgt, das Gespräch zwischen Patient, Angehörigen und Arzt zu erleichtern, wäre ein wesentliches Ziel erreicht.

Weinsberg, im Juli 1998   *Hans-Jürgen Luderer*

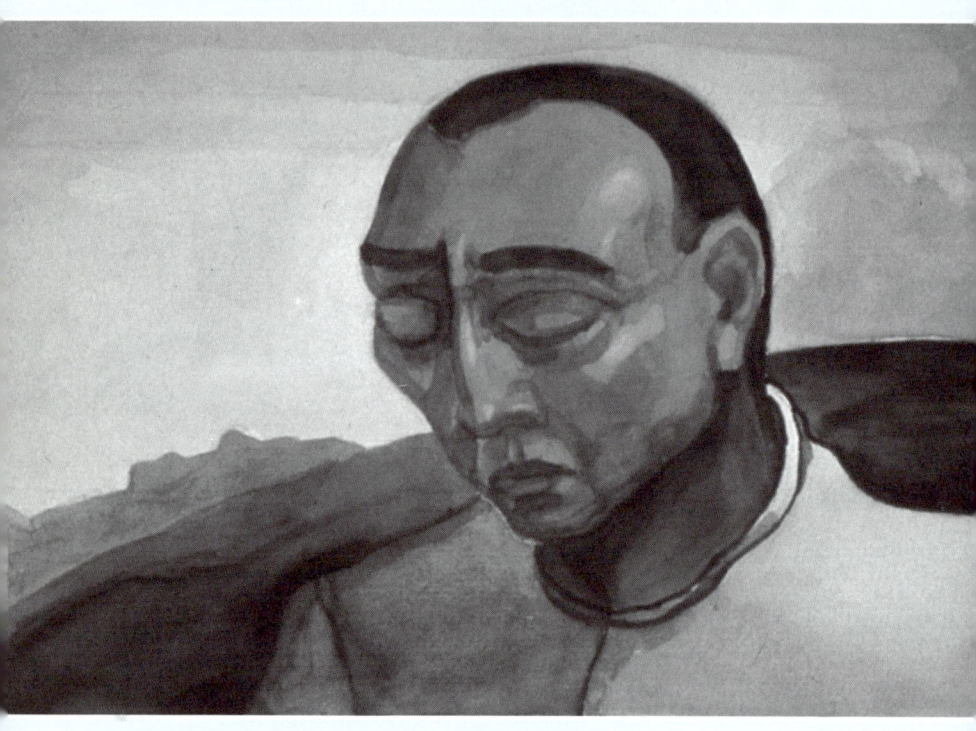

Albert Speck (1895 – 1938)
»Allein«

Schizophrenie – was ist das eigentlich?

In diesem Abschnitt möchte ich klären, wie der Begriff der Schizophrenie entstanden ist, was er bedeutet und in welchen Symptomen sich die Krankheit äußert.

Die Bezeichnung »Schizophrenie« wurde 1911 von dem Schweizer Psychiater Eugen Bleuler geprägt. Leider hat dieses Wort im Laufe der Zeit im allgemeinen Sprachgebrauch eine abwertende Bedeutung entwickelt. Manche Ärzte versuchen deshalb, es zu vermeiden, wenn sie mit Patienten und Angehörigen sprechen.

Eine Schizophrenie erkennt man an Krankheitssymptomen. Dabei wird zwischen den Akutsymptomen und den Symptomen außerhalb der akuten Krankheit unterschieden. Während der akuten Krankheit nehmen manche Patienten die Realität anders wahr und beurteilen sie anders, andere können ihre Gedanken nicht mehr zusammenhalten und schlafen kaum noch. Nach der akuten Krankheit lassen bei vielen Patienten Konzentrations- und Durchhaltevermögen ebenso nach wie die Intensität der Gefühle und die Fähigkeit, Belastungen auszuhalten.

Schizophrenie – woher der Begriff stammt und was er bedeutet

Mit dem Wort »Schizophrenie« können die meisten Menschen nicht allzuviel anfangen. Sicher ist nur: etwas Gutes bedeutet es nicht.

Manchmal wird »Schizophrenie« mit »Persönlichkeitsspaltung« übersetzt, so als ob zwei verschiedene Menschen im selben Körper leben. Robert Louis Stevenson schilderte eine derartige Spaltung in der Erzählung »Dr. Jekyll und Mr. Hyde«: Der tagsüber um seine Patienten besorgte und bemühte Arzt Dr. Jekyll wird nachts zu dem hinterhältigen und gewalttätigen Mr. Hyde. Diese Kurzgeschichte ist ein Meisterwerk der englischen Literatur, spannend und von hohem literarischen Rang. Mit der Schizophrenie als Krankheit hat sie allerdings nichts zu tun.

Der Basler Psychiater Asmus Finzen suchte in deutschsprachigen Tageszeitungen nach den Wörtern »Schizophrenie« oder »schizophren«. Er fand zahlreiche Zitate und stellte fest, daß diese Bezeichnungen nahezu immer abwertend verwendet wurden.

Was in der Presse steht, ist häufig ein Spiegel des allgemeinen Sprachgebrauchs: »Das ist doch schizophren«, sagt man, wenn man eine Meinung als abwegig, widersprüchlich und nichtssagend hinstellen will. »Schizophren« ist zu einem Schimpfwort geworden.

Genau das wollte der Schweizer Psychiater Eugen Bleuler (1857-1939) vermeiden, als er 1911 den Begriff der Schizophrenie prägte. Sein Ziel war es, mit diesem Wort eine abwertende Krankheitsbezeichnung durch eine neutrale zu ersetzen.

Damals wurde diese Krankheit noch mit dem von dem deutschen Psychiater Emil Kraepelin (1856-1926) geprägten lateinischen Begriff »Dementia praecox« belegt. In der Übersetzung bedeutet dies den vorzeitigen Verlust der geistigen Fähigkeiten. Eugen Bleuler war anderer Auffassung. Seiner Ansicht nach war nicht der Verlust der geistigen Fähigkeiten das typische Merkmal dieser Erkrankung, sondern die Spaltung des Denkens (Schizo-phrenie), die Uneinheitlichkeit und Widersprüchlichkeit im Denken, Fühlen und Wollen. Diese Uneinheitlichkeit äußert sich auf verschiedene Weise: Im Verlauf der Krankheit geht der Zusammenhang des Denkens zeitweise verloren, die Gefühle sind in sich widersprüchlich, die Patienten ziehen sich vor anderen Menschen zurück und verlieren die Kontrolle über die eigenen Gedanken.

Die Krankheitsbezeichnung »Schizophrenie« hat sich inzwischen überall auf der Welt durchgesetzt. Wenn Ärzte mit Patienten oder Angehörigen sprechen, versuchen sie jedoch häufig, die Betroffenen zu schonen und dieses Wort zu vermeiden. Sie sagen statt dessen »Psychose« oder »Psychose aus dem schizophrenen Formenkreis«, meinen aber dieselbe Krankheit.

Um sprachliche Verwirrung zu vermeiden, werden in diesem Buch grundsätzlich Bezeichnungen verwendet, die auch in der Fachsprache üblich sind. Wenn die psychische Krankheit oder Störung »Schizophrenie« gemeint ist, wird also auch der Name »Schizophrenie« benutzt.

Symptome der Schizophrenie

Eine Schizophrenie erkennt man an Krankheitssymptomen. Man unterscheidet dabei zwischen den Symptomen der akuten Krankheit und den Symptomen, die außerhalb der akuten Krankheit auftreten.

Aufgrund der Akutsymptome stellt der Arzt üblicherweise die Diagnose. Die Symptome außerhalb der akuten Krankheit dauern oft länger an als die Akutsymptome. Nach außen hin fallen diese Krankheitserscheinungen nicht so sehr auf. Sie beeinträchtigen aber Wohlbefinden und Leistungsfähigkeit der Patienten ganz erheblich.

Symptome der akuten Krankheit

Die Schizophrenie verändert die Art und Weise, wie Patienten sich selbst erleben und wie sie sich gegenüber der Umwelt verhalten. Besonders ausgeprägt sind diese Verhaltensänderungen während der akuten Krankheit.

Die Patienten werden von den Krankheitssymptomen in verschiedener Weise getäuscht: Sie nehmen die Wirklichkeit ganz anders wahr als der Gesunde, beurteilen sie falsch oder verlieren die Kontrolle über ihre Gedanken und ihren Willen.

Falsche Wahrnehmung der Wirklichkeit: Sinnestäuschungen

Wenn die Wirklichkeit falsch wahrgenommen wird, sprechen wir von Sinnestäuschungen. Bei einer ihrer Untergruppen ist die Illusion besonders perfekt: Die Betroffenen hören, fühlen, sehen, riechen oder schmecken etwas, das überhaupt nicht da ist. Diese Sinnestäuschungen nennen wir Halluzinationen.

Viele Patienten hören Stimmen, obwohl niemand im Raum ist. Die Stimmen unterhalten sich über sie, geben ihnen Anweisungen oder kommentieren das, was sie gerade tun, mit irgendwelchen Bemerkungen. Oft ist das, was die Stimmen sagen, für die Patienten ausgesprochen beängstigend. Ein Patient berichtete beispielsweise:

»An meinem Arbeitsplatz wird über mich geredet. Vor sechs Wochen hat das alles angefangen. Man sagt mir nach, daß ich rechtsradikal sein soll. Wenn ich in die Nähe von Arbeitskollegen komme, stecken sie die Köpfe zusammen und tuscheln. Dabei höre ich aber ganz genau, was sie sagen. Sie sagen: Der ist auch einer von denen, der hätte am liebsten den Hitler wieder da. In Wirklichkeit bin ich überhaupt nicht rechtsradikal.«

Andere Patienten glauben, ihre eigene Stimme laut zu hören, wenn sie etwas denken. Wieder andere hören Töne oder Geräusche, beispielsweise Glockengeläut oder ein Knacken in der Telefonleitung.

Halluzinationen können auch den eigenen Körper betreffen. Fast immer sind diese vorgetäuschten Empfindungen unangenehm, häufig haben sie sexuellen Charakter.

Eine Patientin schilderte, wie sie in der vergangenen Nacht ein Kind zur Welt gebracht hat, obwohl sie in den Monaten vorher nicht schwanger gewesen sei. Ein anderer Patient erzählt:

»Ich spüre, wie mein Sperma durch das Rückenmark hochsteigt und mir das Gehirn zerfrißt.«

Eine andere Patientin klagte über Mißempfindungen im Gesicht:

»Da ist so ein roter Fleck, den sehe ich, wenn ich in den Spiegel schaue, den spüre ich auch, der ist ganz heiß. Der Fleck geht unter der Haut weiter, er reicht bis in beide Augen, und dort brennt es auch, aber der Augenarzt sagt, alles ist in Ordnung.«

Auch Geruchs- und Geschmackshalluzinationen sind bei Schizophreniekranken fast immer beängstigende Erlebnisse: Patienten nehmen an Speisen, die ihnen vorgesetzt werden, einen unangenehmen oder fremdartigen Geruch und Geschmack wahr und knüpfen daran die Vorstellung, sie werden vergiftet.

Im Gegensatz zu Körper- oder Geruchs- und Geschmackshalluzinationen sind optische Halluzinationen nicht selten mit intensivem Glücksempfinden verbunden.

Eine Patientin schildert ein solches Erlebnis:

»Gestern war ich mit meinen Eltern wandern. Wir sind zu einer Kirche gekommen, und plötzlich hat die Kirche begonnen zu pulsieren. Es hat ausgesehen, als ob ein Herz schlägt. Es war wunderbar.«

Falsche Beurteilung der Wirklichkeit: Wahn

Patienten können durch die akute Krankheit auch auf andere Weise getäuscht werden: Sie beurteilen die Wirklichkeit falsch. Die falsche Beurteilung der Wirklichkeit wird als Wahn bezeichnet.

Wahninhalte

Der Wahn kann verschiedene Inhalte zum Thema haben.

Wer sich als Zielscheibe dunkler Machenschaften sieht, wer glaubt, daß Terroristen, Polizei oder Geheimdienste hinter ihm her sind, leidet an Verfolgungswahn.

Ein Patient, der fälschlicherweise der Überzeugung ist, unheilbar krank zu sein, ist vom Krankheitswahn betroffen.

Wenn ein Patient sich für den reichsten Mann der Welt oder für den kommenden Landes- oder Weltherrscher hält, oder wenn er auf andere Weise seine Begabungen und Fähigkeiten weit überschätzt, spricht man von Größenwahn.

Der auf S. 16 zitierte Patient, der die Stimmen seiner Arbeitskollegen hörte, schildert im Anschluß an die Schilderung seiner Sinnestäuschungen Erlebnisse, die einem Verfolgungswahn entsprechen:

»In Wirklichkeit bin ich nicht rechtsradikal, aber die ganze Stadt ist voll von diesen Leuten. Man sieht es ihnen an, obwohl sie sich gut tarnen. Sie schauen mich an, als ob ich einer von ihnen wäre. Manchmal fahren sie auch um meine Wohnung herum. Neulich habe ich ein Auto gesehen mit dem Nummernschild: FO-AD, und dann irgendeine Zahl. Da fehlt nur ein »L«, und es heißt Adolf.«

Wahnformen
Unabhängig vom Inhalt kann der Wahn in verschiedenen Formen auftreten:

Wahnwahrnehmungen Im akuten Krankheitsverlauf haben alltägliche Beobachtungen manchmal eine völlig andere Bedeutung. So zeigt der Kondensstreifen am Horizont die baldige Ernennung zum Vorsitzenden eines großen Industriekonzerns an, Verkehrsampeln warnen den Patienten vor Verfolgern, Handbewegungen werden als untrügliche Liebesbeweise verstanden. Derartige Fehldeutungen nennen wir Wahnwahrnehmungen.

Einige Beispiele von Wahnwahrnehmungen:

»Als heute morgen das Postauto vor meiner Tür hielt, wußte ich, es ist um mich geschehen.«

»Morgen ist meine Krönung zur Königin von Deutschland: Die Autos haben es mir ganz deutlich zugeblinkt.«

»Ich bin auf dieser Station in Gefahr, ermordet zu werden. Schon die Körpersprache mancher Patienten spricht eindeutig dafür: die Hand am Hals durchziehen bedeutet Abschneiden des Kopfes, die Hände gekreuzt auf dem Rücken: Kreuzigung.«

Wahnwahrnehmungen und Aberglauben Ähnliche Verknüpfungen kennt auch der Aberglaube: Wenn eine schwarze Katze über den Weg läuft, bedeutet dies Unglück, wer ein vierblättriges Kleeblatt findet, verspricht sich davon Glück. Im Gegensatz zum Aberglauben ist eine Wahnwahrnehmung jedoch »Privatglaube« des Patienten: Die Schlüsse, die er zieht, sind für ihn zwar einleuchtend, Außenstehende können sie allerdings nicht ohne weiteres nachvollziehen.

Wahneinfälle und Wahngedanken Wenn wahnhafte Vorstellungen nicht an Beobachtungen geknüpft sind, sprechen wir von Wahneinfällen oder Wahngedanken.

»Vielleicht ist die Mafia hinter mir her? Oder vielleicht doch die Polizei? Aber warum denn?«

»Als ich vor drei Tagen beim Abendessen saß, wurde mir klar: Ich bin die Hexe Dawila und muß das Christuslos auf mich nehmen, um die Welt zu retten.«

Wahnstimmung Wahnwahrnehmungen, Wahneinfälle oder Wahngedanken entwickeln sich oft aus einer Wahnstimmung heraus. Hierunter versteht man einen Zustand, bei dem vieles eine ganz besondere Bedeutung hat, aber noch keine bestimmte. Alltägliche Beobachtungen bekommen den Charakter des Fremdartigen, Unheimlichen oder Bedrohlichen.

»Heute morgen schon hatte ich das Gefühl, irgend etwas stimmt nicht. Die Nachbarin zog die Rolläden hoch, dann grüßte sie mich, dann sah ich, wie die Kinder am Haus vorbei in die Schule gingen, es ist alles so merkwürdig, irgend etwas liegt in der Luft, aber was nur?«

Wahnsystem Werden Wahngedanken und eventuell auch Wahnwahrnehmungen untereinander verknüpft und entsteht daraus ein Gedankengebäude, in dem eines aus dem anderen logisch oder scheinbar logisch hervorgeht, liegt ein Wahnsystem (man kann auch sagen: ein systematisierter Wahn) vor.

Es hat keinen Sinn, Wahnkranken ihren Wahn mit allen Mitteln ausreden zu wollen. Diese Erfahrung müssen Ärzte und Angehörige immer wieder machen. Patienten mit Krankheitswahn sind nicht oder nur vorübergehend beruhigt, wenn bei ärztlichen Untersuchungen kein krankhafter Befund erhoben werden kann. Patienten mit Größenwahn sind auch nach Durchsicht ihrer Kontoauszüge davon überzeugt, über unbeschränkte finanzielle Mittel zu verfügen. Wer unter einem Verfolgungswahn leidet, glaubt nur vorübergehend, in Sicherheit zu leben. Der Wahn ist meist stärker als die Vernunft.

Trotzdem ist es sinnvoll, wenn die Angehörigen den Patienten die eigene Beurteilung der Realität mitteilen. Die Patienten haben dann die Möglichkeit, beide Sichtweisen zu vergleichen und ihr Urteil zu überprüfen. Unter Umständen merken sie, daß ihre Krankheit sie zwingt, etwas zu glauben, was ihr Verstand als falsch erkennt.

Fehlende Kontrolle über die eigenen Gedanken: Ich-Störungen

Die Freiheit der Gedanken ist ein wichtiges Gut. Selbst in den schlimmsten Diktaturen haben sich Menschen immer mit der Erkenntnis getröstet, daß die Gedanken frei sind und niemand sie erraten kann.

Einige Patienten mit einer akuten Schizophrenie können dieses Gefühl von Freiheit vorübergehend verlieren. Sie meinen, andere Menschen können sie zwingen, bestimmte Dinge zu denken, können ihnen die Gedanken wegnehmen, wissen, was sie denken, oder können ihre Handlungen steuern. Diese Erlebnisse werden als Ich-Störungen bezeichnet. Zwei Beispiele für Gedankenausbreitung:

»Kaum fasse ich einen Gedanken, dann weiß dies schon die ganze Welt.«

»Herr Doktor, warum fragen Sie mich das alles? Sie wissen doch ohnehin, was ich denke, und andere Leute wissen das auch.«

Eine Fremdbeeinflussung wird beispielsweise so erlebt:

»Meine Tochter gehört zu einer Punkerbande. Die machen mit mir, was sie wollen. Hin und her, rechts und links, die steuern mich, ich werde total ausgepunkt. Die ganze Welt ist verpunkt, vielleicht gehören Sie auch dazu, Herr Doktor, vielleicht machen Sie diese Punkerei auch mit.«

Diese Patientin litt über die Fremdbeeinflussungserlebnisse hinaus an Wahnsymptomen, zudem benutzte sie zur Beschreibung ihrer abnormen Erlebnisse Wortneubildungen (Neologismen) wie »ausgepunkt«, »verpunkt« und »Punkerei«.

Auch Ich-Störungen sind Täuschungen, ganz ähnlich wie Sinnestäuschungen und Wahn: Die Gedanken und der Wille der Patienten werden nicht durch andere Menschen, sondern durch die Krankheit beeinflußt.

Fehlende Ordnung der Gedanken: formale Denkstörungen

Eine akute Schizophrenie kann die Gedanken auch auf andere Weise in Unordnung bringen. Manche Patienten klagen darüber, daß sie zu viele Gedanken auf einmal im Kopf haben, ihre Gedanken nicht mehr zusammenhalten und einen Gedankengang nicht mehr folgerichtig zu Ende führen können.

Manchmal bricht ein Gedankengang ohne erkennbare Ursache ab, oder die Betroffenen können Fragen, die sie eigentlich verstanden haben, nicht sinngemäß beantworten. Dann wieder werden Gedanken, Wörter oder Silben ohne Zusammenhang aneinandergereiht. Andere Patienten können unter Umständen keine grammatikalisch richtigen Sätze mehr bilden. Bei einer besonders schweren akuten Krankheit ist es möglich, daß die Äußerungen völlig unverständlich sind.

Fehlende Kontrolle über Gefühle und Handlungen: übermäßige Erregung und übermäßige Hemmung

In der akuten Krankheit kommen die meisten Patienten nicht mehr richtig zur Ruhe: sie können nachts kaum schlafen, tagsüber sind sie ständig in Bewegung oder reden ununterbrochen. Manche lachen ohne erkennbaren Grund. Dieses Lachen hat aber mit Ausgelassenheit und Fröhlichkeit nur selten etwas zu tun. Irgendwann einmal kann die Heiterkeit in Gereiztheit umschlagen. Dann kann die Krankheit Patienten dazu bringen, gegen andere Menschen aggressiv zu werden.

Die übermäßige Hemmung kann man als Gegenstück zur Erregung auffassen. Schwer akutkranke Patienten reagieren nicht auf äußere Einflüsse, sie essen nicht, trinken nicht, bewegen sich nicht und geben keinerlei sprachliche Äußerungen von sich.

Eine Schizophrenie, die mit schwerer Erregung oder Hemmung einhergeht, wird auch als katatone Schizophrenie bezeichnet. Sie ist seit Einführung der Psychopharmaka wesentlich seltener geworden. Meist halten die akuten Zustände nur wenige Stunden oder Tage an.

Symptome außerhalb der akuten Krankheit

Es ist nur zu verständlich, daß die Patienten froh sind, wenn die Symptome der akuten Krankheit unter der Behandlung abklingen. Manche fühlen sich schon nach wenigen Tagen bis wenigen Wochen wieder so, als ob nichts gewesen wäre. Leider verläuft die Schizophrenie aber meist nicht so günstig.

So kommt es vor, daß die Symptome der akuten Krankheit trotz der Behandlung nicht völlig verschwinden, sondern in abgeschwächter Form weiterbestehen. Halluzinationen treten nur ganz kurzfristig auf und werden als Täuschungen erkannt. An die Stelle von Wahnsymptomen tritt die Unsicherheit, ob das eigene Urteil nicht doch durch die Krankheit beeinflußt ist.

Minus- oder Negativsymptome

Auch wenn sich die Symptome der akuten Krankheit vollständig zurückbilden, geht es den meisten Patienten danach oft auf eine andere Art schlecht. Andere Symptome tauchen auf oder verstärken sich.

Diese Symptome werden unter der Bezeichnung »Minussymptome« oder »Negativsymptome« zusammengefaßt. Gemeint ist mit dieser Bezeichnung eine Verminderung der psychischen Fähigkeiten. Alles läßt nach: die Gefühle, das Interesse an anderen Menschen, das Kontaktvermögen, das Konzentrations- und Durchhaltevermögen, die Fähigkeit zum abstrakten Denken sowie die Möglichkeit, Belastungen auszuhalten. Die Patienten fühlen sich erschöpft, und deshalb spricht man auch vom Erschöpfungssyndrom nach Abklingen der akuten Krankheit.

Negativsymptome treten aber nicht nur nach dem Abklingen der akuten Krankheit auf. Bei etwa 70% der Schizophreniekranken gehen sie den Akutsymptomen voraus, bei 20% beginnt die Krankheit mit einer Kombination von Akut- und Negativsymptomen.

Verminderung des Antriebs

Viele Patienten bemerken nach Abklingen der akuten Krankheit, daß ihnen der Schwung fehlt, die Lust, etwas zu tun und Dinge von sich aus anzupacken.

»Schon beim Frühstück war ich lustlos und trödelte herum, es war mir zuviel, mich allein zum Duschen hochzurappeln. So verbrachte ich den Vormittag ziemlich unsinnig ... Was ich auch tat, ich tat es immer nur kurz und lustlos, um dann wieder auf eine Zigarettenlänge Pause zu machen.«

»Warum kostet es mich schon Überwindung, überhaupt Kaffee zu kochen, wo solche Alltagsdinge wie Essen, Einkaufen, Besorgungen machen doch nur einen Nebenwert zu der eigentlichen Arbeit haben?«

Tätigkeiten, die früher leicht von der Hand gingen, werden jetzt plötzlich als anstrengend empfunden, alles geht schwerer als früher. Es kostet Überwindung, irgend etwas anzufangen, es kostet auch große Anstrengungen, bei einer Tätigkeit zu bleiben. Arbeiten unter Zeitdruck ist kaum mehr möglich.

»Warum bin ich denn gar nicht mehr lebensfähig? Ich bin nicht einmal in der Lage, einzukaufen, wie ich es früher gemacht habe.«

»Der Schwung, mich zu waschen, der Schwung, wieder fortzugehen, der Schwung, mir wieder Namen zu merken, das ist alles futsch ...«

Abschwächung der Gefühle

Häufig ist die Stimmung nach dem akuten Krankheitsverlauf gedrückt, und die Gefühle werden als schwächer und matter erlebt. Es ist einfach nicht mehr möglich, sich so zu freuen wie früher, sich für etwas so zu begeistern wie früher, zu lachen und zu weinen wie in gesunden Tagen.

»Und die ganzen Gefühle und so, das ist weg ... der ganze Spaß ist weg und die ganze Realitätsbezogenheit ist weg. Das ist ganz komisch. Ich weiß gar nicht, was das ist. Warum ich so beieinander bin.«

Leichter ist es, sich von Familienangehörigen, Freunden, Bekannten oder Arbeitskollegen mitreißen zu lassen. Stimmung und Temperament anderer Menschen können die Patienten wenigstens vorübergehend aus ihrer Gefühlsarmut befreien.

»Eigentlich ist das komisch: mir fällt es unglaublich schwer, mich richtig über etwas zu freuen, aber wenn jemand durch meine Hilfe eine Freude erlebt, dann färbt das auch meine Stimmung.«

Erschwerte Kontaktaufnahme

Die Fähigkeit, zwischenmenschliche Kontakte aufzunehmen, ist nicht selten beeinträchtigt. Die Betroffenen ziehen sich zurück, zeigen wenig Interesse an anderen Menschen. Schwerer beeinträchtigte Patienten vernachlässigen darüber hinaus auch die Körperpflege. Wenn eine Kontaktaufnahme völlig unmöglich ist, spricht man von *Autismus.*

Es hat wenig Sinn, Patienten, die von sich aus wenig Kontakt aufnehmen, ständig zu intensiven zwischenmenschlichen Kontakten zu zwingen oder sie völlig sich selbst zu überlassen. Hilfreich ist es, ihnen immer wieder Mut zu machen, sich nicht mehr als unbedingt notwendig zurückzuziehen.

Beeinträchtigung des Konzentrations- und Durchhaltevermögen

Nach Abklingen der akuten Symptome können sich viele Patienten schlechter auf eine Tätigkeit konzentrieren.

»Ich bin entweder total verblödet oder aus irgendeinem Grund immer unkonzentriert ... Ich frage mich, warum nichts mehr geht. Bis vor zwei Jahren war es noch viel besser und in der Schulzeit habe ich nebenher mehr getan als ... (jetzt) ... den ganzen Tag ... Mir fällt ... immer mehr auf, wie wenig ich eigentlich machen kann, ohne völlig erschöpft zu sein.«

Gedächtnisstörungen

Auch das Gedächtnis ist häufig beeinträchtigt. So klagen manche Patienten darüber, daß sie nicht mehr in der Lage sind, etwas Neues aufzunehmen und zu behalten, beispielsweise ein Gedicht auswendig zu lernen oder sich Wörter einer Fremdsprache anzueignen.

»Das Gedächtnis ist so schlecht, zum Beispiel, wenn ich was lese und da sind Zahlen drin, da kann ich mir die nicht merken. Oder wenn einer eine Rede hält, da könnte ich oft nicht sagen, was der gesagt hat. Oder bei einem Krimi im Fernsehen, da kann es schon sein, daß ich mich nicht mehr auskenne. Oder, wenn ich meine Tochter Englischvokabeln abfrage, da lerne ich selbst nichts dabei.«

Verminderte Fähigkeit zum abstrakten Denken

Manchen Patienten bereitet es Mühe, den Inhalt eines Buches oder eines Spielfilms zu erfassen.

»Jedes Mal, wenn ich mir ein Kapitel (eines Buches) vornehme und mich damit befasse, kommt es mir vor, als sei ich total verblödet, denn ich kapiere nichts! Warum geht es nicht? Noch vor drei Jahren brauchte ich mir nur eine Seite irgend eines Buches anzuschauen, da wußte ich, was drin steht und verstand es auch. Aber jetzt geht nichts, und es macht mir Angst, weil ich merke, daß mich eigentlich nichts interessiert. Es fällt mir sogar schwer, überhaupt irgend ein Buch zu lesen. Und wenn ich mal nachdenke, sehe ich, daß ich (in den letzten) fünf

Monaten vielleicht soviel gelesen habe, wie früher in einer Woche!
Aber wie soll das im Studium werden? Da muß ich doch ganz viel
lesen – und die Hausarbeit, die ich im Winter anfertigen muß, ist für
mich momentan reinste Utopie. So wie es jetzt ist, schaffe ich vielleicht
ein Zwanzigstel von dem, was ich muß!«

»Was mir Sorgen macht, ist, daß mir das Lesen an sich große
Probleme macht. Ich muß jeden Satz mehrmals durchlesen, dadurch
komme ich überhaupt nicht vorwärts und gerate leicht in Panik.«

Schwerer beeinträchtigte Patienten haben Schwierigkeiten,
Sprichwörter zu verstehen oder scherzhafte Äußerungen als
Scherz zu erkennen.

Verminderung der Belastungsfähigkeit
Vieles, was früher wie selbstverständlich zum Leben gehört hat
oder sogar Freude gemacht hat, ist nach Abklingen der Akutsymptome nur noch eine Last: der Besuch von Freunden, der
Gang durch eine belebte Stadt, überhaupt oft alles, was mit Lärm
oder vielen Menschen auf engem Raum zu tun hat.

Die allgemeine Mattigkeit zeigt sich oft auch im Bedürfnis, viel
zu schlafen. Sieben oder acht Stunden Nachtschlaf reichen nicht
mehr aus, zehn oder zwölf Stunden sind eine unbedingte
Notwendigkeit. Dabei ist der Schlaf auch leichter störbar: Bei
Aufregungen irgendwelcher Art fällt das Einschlafen schwer.

Viele Patienten leiden unter körperlichen Beschwerden der ver-
schiedensten Art. Beschwerden, die sich bei äußeren Belastungen immer wieder verstärken: Kopfdruck, Schwindelgefühle,
Neigung zu Schweißausbrüchen und vieles andere mehr.

»Wie schon einmal letzte Woche fühlte ich mich plötzlich wieder ganz
komisch fremd und hatte so ein eigenartiges Zeitgefühl, als ich auf
dem Bett lag und an die Decke starrte. Mir wurde ganz heiß und ich
bekam schreckliches Herzklopfen.«

Nachlassen des sexuellen Verlangens und verminderte Potenz
Das sexuelle Verlangen und die Potenz sind nach der akuten
Krankheit oft vermindert. Viele Patienten – Frauen wie Männer –

suchen zwar menschliche und körperliche Nähe, aber eben nicht mehr als das. Es ist dann nicht ganz einfach, dem (Ehe-) partner begreiflich zu machen, daß alles Erotische durch die Krankheit unwichtig geworden ist. Viele Patienten sehen sich Fragen gegenüber, die teilweise offen gestellt werden, teilweise aber auch unausgesprochenen bleiben: Gefalle ich dir nicht mehr? Steckt ein anderer Mann oder eine andere Frau dahinter?

Besonders dann, wenn diese Fragen zu Anschuldigungen werden, kostet es viel Energie, immer wieder zu beteuern: Natürlich mag ich dich noch! Ich brauche dich jetzt noch mehr als sonst! Es gibt keinen anderen Mann oder keine andere Frau! Es liegt nicht an dir, es liegt an meiner Verfassung!

Beziehungen, die erst kurze Zeit bestehen, zerbrechen nicht selten an diesen Belastungen. Bei langjährigen Ehen oder eheähnlichen Verbindungen sieht das glücklicherweise anders aus. Wenn das gemeinsame Leben bisher auch in diesem Bereich harmonisch war, fällt es dem gesunden Partner meist leichter, mit der Situation fertigzuwerden und seine Bedürfnisse vorübergehend wenigstens teilweise zurückzustellen.

Wie Patienten und Angehörige die Krankheit erleben

Patienten und Angehörige erleben die akute Krankheit und die Zeit anders als Ärzte oder andere Therapeuten. In den folgenden Abschnitten soll die Schizophrenie aus Sicht der unmittelbar und mittelbar Betroffenen dargestellt werden.

Die akute Krankheit aus der Sicht der Patienten

Nicht alle Patienten leiden unter den Symptomen der akuten Krankheit. Wer meint, anderen Menschen weit überlegen zu sein, fühlt sich unter Umständen ganz besonders wohl. Das ist ja auch gut nachzuvollziehen: Unter einem Größenwahn leidet man nicht selbst, sondern allenfalls die anderen.

Für die meisten Betroffenen ist die akute Krankheit jedoch nichts als eine Qual: Ständig werden sie beobachtet, ihre Gedanken sind für andere ein offenes Buch, sie hören Stimmen, die über sie reden, sie beschimpfen und bedrohen, und es hilft nichts, sich die Ohren zu verstopfen oder davonzulaufen. Obwohl sie unter der Krankheit leiden, sind viele Patienten der Überzeugung, gesund zu sein.

Warum erkennen viele Patienten nicht, daß sie krank sind?

Körperliche Beschwerden helfen den Betroffenen in der Regel, die eigene Krankheit zu erkennen. Wer unter Schmerzen in der Brust, im Bauch oder in einem anderen Teil des Körpers leidet, merkt deutlich, daß etwas nicht stimmt. Wer beim Treppensteigen keine Luft mehr bekommt, wer Blut im Stuhl oder einen Knoten in der Brust feststellt, wird vom eigenen Körper darauf hingewiesen: Da sollte ich einmal nachschauen lassen.

Bei einer akuten Schizophrenie ist das völlig anders. Wer der festen Überzeugung ist, unbegrenzt leistungsfähig, überragend begabt oder für eine große Aufgabe auserwählt zu sein, hat keine Veranlassung, sich helfen zu lassen. Wer sich für den reichsten Mann der Welt hält, wird sich deswegen nicht krank fühlen.

Wer bedrohliche Stimmen von Personen hört, die nicht im Raum sind, wer sich von Verbrechern oder der Staatsmacht verfolgt fühlt, der wird kaum auf den Gedanken kommen, daß mit ihm irgend etwas nicht in Ordnung ist. Wer glaubt, daß andere Menschen die eigenen Gedanken lesen können, wird sich vielleicht an einen sicheren Ort zurückziehen oder zur Polizei gehen. Aus der Sicht des Patienten besteht jedenfalls kein Anlaß, deswegen einen Arzt aufzusuchen.

Es ist irgendwie widersinnig: Gerade die Symptome, die dem Arzt erlauben, eine sichere Diagnose zu stellen, werden von den Patienten oft nicht als Zeichen der Krankheit erkannt.

Welche Symptome helfen den Patienten, die eigene Krankheit zu erkennen?

Wer allerdings nachts nicht schlafen kann und auch tagsüber kaum Ruhe findet, wird schon eher auf den Gedanken kommen, daß irgend etwas mit der Gesundheit nicht in Ordnung ist. Und wenn Patienten darüber klagen, daß sie zu viele Gedanken auf einmal im Kopf haben, ihre Gedanken nicht mehr zusammenhalten und einen Gedankengang nicht mehr folgerichtig zu Ende führen können, werden sie diese Beschwerden häufig als Krankheitssymptome erkennen können.

Grundsätzlich gilt: Je leichter ausgeprägt die akute Krankheit ist, desto eher empfinden sich die Patienten als krank. Schwer akutkranke Patienten sind oft nicht in der Lage, die eigene Krankheit als solche zu erkennen.

Die Zeit nach der akuten Krankheit aus der Sicht der Patienten

Nach Abklingen der Akutsymptome hören die Patienten von ihren behandelnden Ärzten oft: Ihnen geht es jetzt viel besser. Damit ist gemeint: Die akute Krankheit ist erfolgreich behandelt.

Die meisten Patienten sind auch tatsächlich froh, die akute Krankheit hinter sich gelassen zu haben. Trotzdem können sie sich nicht so recht über den Behandlungserfolg freuen. Sie sind nicht von der Krankheit befreit. Im Gegenteil: Es geht ihnen meist auf andere Weise schlecht. Nichts geht so leicht wie früher: Das Lesen längerer Texte fällt schwer, das Fernsehen bereitet Mühe und das Gedächtnis hat nachgelassen. Die Gefühle sind schwächer und matter, die Patienten brauchen viel Schlaf und verkraften Belastungen viel schlechter.

Vor der Krankheit war doch alles anders ...

Wer derartige Störungen bei sich erlebt, kann sich oft gar nicht so recht darüber freuen, daß die akute Krankheit abgeklungen ist. Dies gilt um so mehr, als die Negativ- oder Minussymptome oft über längere Zeit andauern und weniger gut auf medikamentöse Maßnahmen ansprechen. Um so schmerzlicher ist da die Erinnerung an die Zeit vor der Krankheit.

»Gestern abend sah ich ganz deutlich die Kluft, die sich von da an bildete zu der Zeit vorher: Da hatte ich mit Eifer und Ausdauer arbeiten können, genoß meine freie Zeit ... alles, ohne müde und lustlos zu sein – so wie jetzt. Es war die optimale Ausnützung der Zeit und die Trennung von Pflichten und Freiheiten.«

Und es tauchen Fragen auf wie: Was ist nur mit mir geschehen? Hat es überhaupt einen Sinn, sich anzustrengen? Aber auch: Ich möchte diese Krankheit einfach ungeschehen machen, einfach abschütteln können.

»Was ist es denn, was mich hindert, ... (irgend etwas) ... durchzuhalten? Was nützt es mir überhaupt, vielleicht einmal trotz düsterer Gedanken alles Vorgenommene zu schaffen – das nützt der Stimmung gar nichts! Ich möchte diese hinderliche Decke über mir weghaben und nicht wie ein Maulwurf unter der Decke in einem Tunnel gehen müssen und nur ab und zu an die Oberfläche gelangen, sondern wie früher das, was ich tun will, ganz einfach tun können.«

Viele Patienten fragen sich dann: Was ist mit mir los? Werde ich jemals wieder so, wie ich früher war?

In dieser Situation ist es wichtig, durchzuhalten und nicht gleich die Flinte ins Korn zu werfen. Die Negativ- oder Minussymptome klingen zwar meist langsam und manchmal auch nicht vollständig ab. Trotz allem ist bei den meisten Patienten im Verlauf von Wochen oder Monaten eine wesentliche Besserung zu erwarten.

Sind die Medikamente schuld?

Viele Patienten fragen sich in dieser Zeit oft auch: Sind vielleicht die Medikamente schuld, daß ich nicht mehr in Schwung komme? Schaden mir die Medikamente mehr als sie nützen?

Derartige Vermutungen liegen nahe, denn die Negativsymptome treten ja häufig unter der Medikamenteneinnahme auf. Teilweise sind sie auch berechtigt: Durch eine hochdosierte medika-

mentöse Behandlung können die Negativsymptome vorübergehend verstärkt werden. Diese Nebenwirkung klingt allerdings
ab, sobald die Medikamentendosis verringert werden kann, und
auf längere Sicht bessern sich Negativsymptome durch die
Behandlung mit Psychopharmaka.

Die akute Krankheit aus der Sicht der Angehörigen

Das Zusammenleben mit psychisch erkrankten Familienmitgliedern ist für die Angehörigen meist nicht sehr einfach. Wenn eine
Schizophrenie zum ersten Mal auftritt, ist die Verunsicherung
besonders groß, denn niemand kann sich das, was geschieht, so
recht erklären. Eltern werden mit eigenartigen Veränderungen
konfrontiert: Die Tochter (oder der Sohn) geht einfach nicht
mehr zur Schule oder zur Arbeit, und die Leistungen lassen
nach, ohne daß es dafür eine vernünftige Erklärung gibt. Nachts
schläft sie oder er kaum noch, läuft im Haus umher, dreht das
Radio laut auf und redet völlig unverständliche Dinge.

Die Patienten versetzen die Familie auch auf andere Weise in
Aufruhr: Indem sie ohne Ankündigung davonlaufen, irgendwelche Reisen unternehmen, davon reden, sich das Leben nehmen
zu wollen, oder sich aggressiv gegenüber anderen Familienmitgliedern verhalten. Spätestens dann stellt sich den Angehörigen
die Frage: Was ist eigentlich los? Was ist aus unserem Sohn,
unserer Tochter, was ist aus meinem Mann, meiner Frau geworden? Sind es Faulheit, Aufmüpfigkeit und übermäßiger Frei-
heitsdrang, Dinge also, mit denen man bei allen Jugendlichen
irgendwann einmal rechnen muß? Stimmt irgend etwas in unserer Ehe nicht? Oder steckt vielleicht doch eine Krankheit hinter
alledem?

Diese Fragen können sich sehr schnell klären, manchmal zieht
sich die Ungewißheit aber auch sehr lange hin. Es kann für alle
Beteiligten unglaublich zermürbend sein, wenn der Erkrankte
nicht zu bewegen ist, einen Arzt aufzusuchen, sich untersuchen
und behandeln zu lassen, oder wenn die Krankheit bei der
Untersuchung nicht erkannt wird.

Oft sind es Angehörige, Freunde oder Arbeitskollegen, die merken: Da stimmt etwas nicht. Angehörige, Freunde oder Arbeitskollegen sind es in der Regel auch, die versuchen, den Patienten davon zu überzeugen, daß er sich behandeln lassen soll.

Wie können Angehörige den Patienten helfen, die Krankheit zu erkennen?

Obwohl es manchmal fast aussichtslos erscheint, an die Patienten heranzukommen, erleben die meisten Schizophreniekranken im Verlauf ihrer akuten Krankheit Augenblicke, in denen sich auch bei ihnen gewisse Zweifel melden. Diese gilt es aufzugreifen und dem Patienten zu vermitteln: Diese Unruhe macht dich doch kaputt. Mit so wenig Schlaf kommt auf die Dauer kein Mensch aus. In deinem Kopf ist eine solche Unordnung, das ist doch nicht normal.

Irgendwann kommt dann meist doch der Zeitpunkt, an dem der Patient bereit ist, Hilfe anzunehmen. Wenn alle Versuche scheitern, besteht die Möglichkeit, eine Behandlung gegen den Willen einzuleiten (s. Seite 124). Die heimliche Gabe von Psychopharmaka ist kein Ausweg (s. Seite 124).

Die Zeit nach der akuten Krankheit aus der Sicht der Angehörigen

Wenn der Patient sich behandeln läßt, kann es sein, daß die Krankheit folgenlos ausheilt. Oft bilden sich die Krankheitserscheinungen wenigstens soweit zurück, daß ein Leben in der Gemeinschaft nicht mehr wesentlich beeinträchtigt wird. Manchmal müssen sich die Mitmenschen jedoch damit auseinandersetzen, daß Kranke nach Abklingen der Akutsymptome irgendwie verändert sind. Die Angehörigen können es nicht übersehen: Das ist nicht mehr ganz der Mensch, den wir aus der Zeit vor der Krankheit kennen.

Warum ist das Zusammenleben mit schwer beeinträchtigten Patienten so belastend?

Schwerer von der Krankheit Beeinträchtigte lassen sich oft kaum dazu bewegen, morgens aufzustehen, sich zu waschen und anzuziehen. Wenn sie den ganzen Tag zu Hause sind, ziehen sie sich zurück, liegen oft den ganzen Tag im Bett und tun einfach nichts.

Die Einsicht in die eigene Krankheit kann ständig wechseln. Manchmal erkennen die Patienten, daß sie krank sind, dann wieder fühlen sie sich trotz eindeutiger Krankheitszeichen völlig gesund und meinen, daß alle anderen krank sind. Wenn die Patienten ohne erkennbaren Anlaß lachen, ununterbrochen reden, in der Nacht unruhig schlafen und ihre Medikamente nicht mehr einnehmen wollen, ist den Angehörigen klar: Es dauert nicht mehr lange, und dann geht alles wieder von vorn los.

Aber auch ohne diese Befürchtung kann das tägliche Zusammenleben zermürbend genug sein. So neigen manche Patienten dazu, ohne vorherige Ankündigung wegzulaufen, oder sie geben immer wieder Geld für unsinnige Dinge aus. Andere gehen unvernünftig mit Alkohol um oder nehmen Drogen.

Wieder andere halten es nicht aus, allein zu sein und fordern die ständige Anwesenheit der Eltern. Die werden dann zeitlich so beansprucht, als ob sie kleine Kinder zu betreuen hätten. Bei Kindern sind diese Einschränkungen leichter zu akzeptieren: Sie werden größer, und irgendwann brauchen sie die Eltern nicht mehr. Die Betreuung schwer Schizophreniekranker ist dagegen eine Aufgabe, bei der für die Eltern kein Ende absehbar ist.

Was können Angehörige tun?

Familienmitglieder mit weniger schwer ausgeprägten Krankheitserscheinungen können das Zusammenleben ebenfalls belasten. Auch sie können oder wollen am Familienleben oft nicht so teilnehmen wie in gesunden Tagen, auch sie neigen dazu, sich zurückzuziehen. Viele Familien haben dann Bedenken, Gäste zu sich nach Hause einzuladen, weil sie oft die Erfahrung machen, daß die Patienten sich kaum an der Unterhaltung beteiligen, nach kurzer Zeit müde werden und ins Bett gehen.

Zwei Fragen, die sich Angehörige immer wieder stellen

Vielen Angehörigen ist nicht klar, ob die Patienten nicht anders können oder einfach nur nicht anders wollen. Deren Bedürfnis, viel zu schlafen, sich zu schonen oder sich zurückzuziehen, aber auch die Launenhaftigkeit und Unberechenbarkeit werfen immer wieder zwei Fragen auf:

● Ist unsere Tochter, unser Sohn, unser Bruder oder unsere Schwester eigentlich krank oder einfach nur faul?

● Sollen wir noch mehr Rücksicht nehmen, oder nehmen wir eigentlich schon viel zu viel Rücksicht?

Meistens lassen sich diese Fragen nicht eindeutig beantworten: Viele Patienten sind nach Abklingen der akuten Krankheit zwar tatsächlich weniger belastbar, schonen sich jedoch mehr als notwendig. Die Stimmung schwankt zwar krankheitsbedingt, aber die Patienten sind diesem Auf und Ab nicht völlig hilflos ausgeliefert. Insofern bewährt sich meist ein Umgangsstil, der beide Elemente beinhaltet, sowohl die Geduld als auch die Bereitschaft, dem Patienten im Bedarfsfall klare Anweisungen zu geben.

Es ist jedoch völlig unmöglich, alles vorzuplanen. Bei manchen Patienten ist es besser, sie zunächst einmal gewähren zu lassen, andere muß man eher führen, und häufig muß man sich ganz einfach aus der Situation heraus entscheiden. Jeder Angehörige für sich und jede Familie insgesamt muß einen eigenen Umgangsstil finden, mit dem alle Beteiligten leben können. Hilfreich ist dabei oft der Kontakt zu anderen Betroffenen im Rahmen von Angehörigengruppen (s. Seite 107ff.).

Weitere Fragen

In den Gruppen gelingt es den Angehörigen oft leichter, Antworten auf ihre Fragen zu finden. Zusätzlich tauchen im Gespräch mit den Gruppenleitern und den anderen Teilnehmern weitere Fragen auf: Geht es allen Eltern Schizophreniekranker so, daß sie ihren Sohn oder ihre Tochter manchmal wie kleine Kinder behandeln müssen, ohne daß sie das wollen? Fällt es ihnen auch so schwer, Druck auszuüben, wenn es vielleicht nötig ist? Oder lassen sich andere Eltern auch dazu hinreißen, etwas mit Gewalt durchsetzen zu wollen, was vielleicht gar nicht so wichtig ist? Reißt ihnen auch manchmal der Geduldsfaden?

Bei der Diskussion dieser und anderer Fragen wird den Gruppenteilnehmern sehr schnell bewußt, daß es den perfekten Angehörigen nicht gibt. Zwar ist es viel leichter, mit dem Patienten zurechtzukommen, wenn die Schizophrenie kein Buch mit sieben Siegeln mehr ist. Wer viel über die Krankheit weiß, kann die Verhaltensweisen der Patienten wesentlich besser einordnen und lernt dadurch, Krankheitssymptome nicht mehr persönlich zu nehmen. Die Belastung durch die Krankheit läßt sich dadurch zwar nicht aus der Welt schaffen, es ist jedoch viel leichter, damit fertig zu werden.

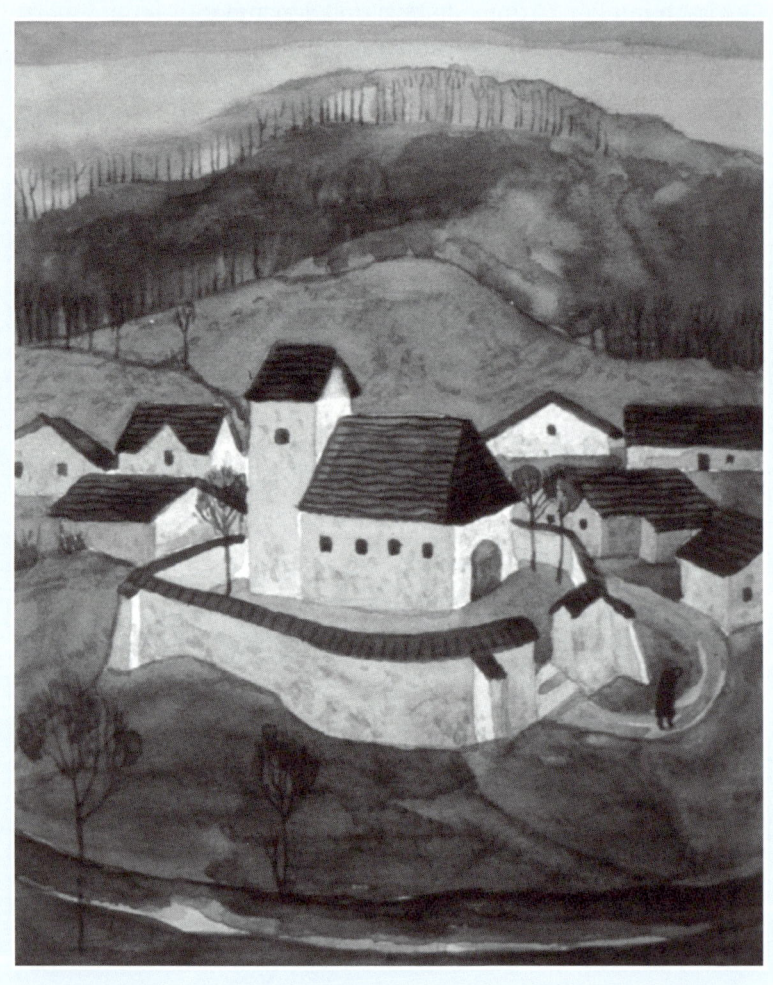

Albert Speck (1895 – 1938)
»Ohne Titel«

Die Diagnose des Arztes

In diesem Abschnitt erfahren Sie, wie der Arzt die Diagnose einer Schizophrenie stellt, welche schizophrenieähnlichen Krankheiten es gibt und mit welchen Krankheiten die Schizophrenie verwechselt werden kann.

Die Diagnose einer Schizophrenie wird auf Grund von Akutsymptomen gestellt. Zu diesen zählen vor allem Sinnestäuschungen in Form von Stimmenhören, der Verlust der Kontrolle über die eigenen Gedanken und der Verfolgungswahn.

Der Arzt ist bei der Diagnosestellung auf das angewiesen, was Patienten und Angehörige berichten. Je genauer und je wahrheitsgemäßer die Angaben sind, desto sicherer kann der Arzt sagen, welche Krankheit vorliegt.

Wie stellt der Arzt eine Schizophrenie fest?

Wenn ein Patient ärztliche Hilfe sucht, ist es zunächst die Aufgabe des Arztes, herauszufinden, worauf die Beschwerden und Symptome des Patienten zurückzuführen sind. Man kann auch sagen: Der Arzt muß eine Diagnose stellen.

Der Ablauf der ärztlichen Untersuchung ist in allen medizinischen Fachgebieten ähnlich: Der Patient schildert dem Arzt zunächst seine Beschwerden. Einige dieser Beschwerden werden vom Arzt als Krankheitssymptome gedeutet. Er vermutet eine bestimmte Erkrankung, untersucht den Patienten körperlich, nimmt ihm unter Umständen Blut ab und führt bestimmte technische Zusatzuntersuchungen durch. Mit jedem neuen Befund steigt die Sicherheit der Diagnose.

Technische Zusatzuntersuchungen dienen bei den meisten psychischen Störungen – im Gegensatz zu körperlichen Krankheiten – nicht dazu, eine Diagnose zu beweisen. Sie helfen aber, körperliche Krankheiten zu erkennen, die sich in ähnlichen Symptomen äußern können (s. Seite 41 ff.).

Für die Diagnose einer Schizophrenie gibt es keine sicheren und jederzeit nachprüfbaren Beweise, etwa in Form von Röntgenbildern oder Laborwerten. Eine Schizophrenie kann nur mit Hilfe von Krankheitssymptomen festgestellt werden. Bei der Diagnosestellung sind Ärzte deshalb in der Regel auf die Angaben der Patienten angewiesen. Je genauer und je wahrheitsgemäßer die Angaben sind, desto sicherer ist die Diagnose.

Welche Symptome erlauben die Diagnose einer Schizophrenie?

Wenn ein Patient beispielsweise über einen längeren Zeitraum hinweg Stimmen hört, die Kontrolle über eigene Gedanken oder den eigenen Willen verloren hat, oder wenn Verfolgungs- oder Größenwahn festgestellt werden kann, liegt eine Schizophrenie vor.

Darüber hinaus wird diese Diagnose gestellt, wenn wenigstens zwei der folgenden Symptome bestehen: Sinnestäuschungen auf anderen Sinnesgebieten (Sehen, Riechen, Schmecken), fehlende Ordnung der Gedanken (formale Denkstörungen), übermäßige Erregung oder übermäßige Hemmung, Abschwächung der Gefühle.

Was sind schizophrenieähnliche Störungen?

Einige Krankheiten ähneln in ihrem Erscheinungsbild der Schizophrenie. Sie verlaufen allerdings etwas anders, und auch die Behandlung ist eine andere. Zu ihnen zählen die schizoaffektiven Erkrankungen und die akuten psychotischen Störungen. Man kann sie deshalb unter der Bezeichnung »schizophrenieähnliche Störungen« zusammenfassen.

Schizoaffektive Störungen

Bei schizoaffektiven Störungen bestehen zusätzlich zu den typischen Symptomen einer Schizophrenie während der akuten Krankheit ausgeprägte Veränderungen der Stimmung und des Antriebs: gehobene Stimmung und gesteigerter Antrieb oder gedrückte Stimmung und verminderter Antrieb.

Krankheiten mit gehobener Stimmung und gesteigertem Antrieb nennt man Manien. Wenn Symptome einer Schizophrenie hinzukommen, spricht man von schizomanischen Störungen. Krankheiten mit Symptomen der Schizophrenie, gedrückter Stimmung und vermindertem Antrieb werden dementsprechend als schizodepressive Störungen bezeichnet.

Schizomanische Störungen
Schizomanische Störungen können für die Patienten mitunter recht angenehm sein. Sie sind meist guter Laune, entwickeln neue Ideen und setzen diese Ideen in die Tat um. Das ist allerdings fast nie von langer Dauer: Meist schmieden die Patienten Pläne, die nicht unbedingt Hand und Fuß haben, sind ständig auf Achse, reden ununterbrochen und kommen nicht zur Ruhe.

Oft besteht auch ein Größenwahn: Die Patienten fühlen sich als tatkräftige Geschäftsleute und Unternehmer, als begnadete Wissenschaftler und Künstler oder als geistliche oder weltliche Führer. Die Betroffenen sind in der akuten Krankheitsphase meist nicht in der Lage, ihre Erkrankung zu erkennen – die Krankheit ist stärker.

Schizodepressive Störungen Bei schizodepressiven Störungen leiden die Patienten zusätzlich zu den Zeichen einer akuten Schizophrenie unter depressiven Verstimmungen. Sie sind niedergeschlagen, grübeln und sind nicht in der Lage, sich von ihren trüben Gedanken ablenken zu lassen. Ständig zweifeln sie an sich. In der Regel geht es den Patienten jeden Tag gleich schlecht. Gerade diese Gleichförmigkeit ist schwer erträglich und verstärkt das ohnehin vorhandene Gefühl der Hoffnungslosigkeit.

Dinge, die normalerweise leicht von der Hand gehen, bereiten den Betroffenen ungeheure Mühe. Besonders schwer ist es für sie, sich überhaupt zu etwas aufzuraffen. Niedergeschlagenheit und fehlender Schwung sind oft morgens, unmittelbar nach dem Aufwachen, am schlimmsten. Das bezeichnet man als Morgentief. Das Denken bereitet Mühe. Alles geht viel langsamer als sonst. Wahnsymptome haben in der Regel Unfähigkeit, Schuld oder Krankheit zum Thema.

Die Patienten fühlen sich durch die Krankheit schwer beeinträchtigt. Sie leiden unter den depressiven Symptomen meist mehr als unter den Symptomen der akuten Schizophrenie.

Vorübergehende akute psychotische Störungen

Die Schizophrenie dauert ebenso wie die schizoaffektive Störung meist mehrere Monate oder Jahre an. Wenn Symptome einer Schizophrenie nur mehrere Wochen lang bestehen, spricht man nicht von einer Schizophrenie im engeren Sinn, sondern von einer vorübergehenden akuten psychotischen Störung. Ob es sich bei diesen kurzen Episoden um ein eigenes Krankheitsbild oder um eine leichtere Form der Schizophrenie handelt, ist bisher noch unklar.

Mit welchen anderen Störungen kann eine Schizophrenie verwechselt werden?

Ein Arzt lernt im Verlauf seiner Ausbildung, Krankheiten, die sich in ihrem Erscheinungsbild ähneln, auseinanderzuhalten. Um die Schizophrenie von anderen Krankheiten unterscheiden zu können, zieht er psychische und körperliche Untersuchungsbefunde heran.

Eine akute Schizophrenie kann mit den schizophrenieähnlichen Störungen, mit Depressionen oder Manien, mit anderen chronischen Wahnkrankheiten, mit psychischen Ausnahmezuständen im Rahmen von Angstkrankheiten oder mit manchen körperlichen Krankheiten verwechselt werden.

Depressionen und Manien

Depressionen und Manien ähneln den schizoaffektiven Störungen. Bei Depressionen stehen Schlafstörungen, gedrückte Stimmung und gebremster Tatendrang, bei Manien Schlafstörungen, übertrieben heitere Stimmung und gesteigerter Tatendrang im Vordergrund des Erscheinungsbilds. Wahnsymptome sind allerdings nicht so ausgeprägt wie bei der Schizophrenie oder bei schizoaffektiven Störungen. Sie treten erst nach der Beeinträchtigung von Stimmung und Antrieb auf. Zu Sinnestäuschungen kommt es nur sehr selten und dann auch nur kurzfristig.

Anhaltende wahnhafte Störungen

Chronisch verlaufende Wahnkrankheiten ohne sonstige Symptome einer Schizophrenie treten unter anderem bei mißtrauischen, vereinsamten und durch Schwerhörigkeit behinderten Menschen, aber auch bei vor Beginn des Wahns psychisch unauffälligen Personen auf. Bei diesen seltenen Krankheiten, die früher auch als »Paranoia« oder »Paraphrenie« bezeichnet wurden, ist ebenfalls noch unklar, ob es sich um eine besondere Verlaufsform der Schizophrenie oder um eine eigenständige Krankheitsgruppe handelt. Der Arzt findet außer einem chronischen Wahnsystem keine anderen Krankheitssymptome. Der Wahn dreht sich bei jedem einzelnen Patienten in der Regel um ein einziges Thema, das von Patient zu Patient variiert.

Die meisten wahnkranken Patienten fühlen sich gesund und wehren sich dagegen, Psychopharmaka einzunehmen. In der Regel haben sie damit recht: Bei anhaltenden wahnhaften Störungen helfen Psychopharmaka nur selten. Trotzdem ist es sinnvoll, einen Behandlungsversuch mit Medikamenten zu unternehmen. Wenn dieser fehlschlägt, sollten Angehörige und Ärzte allerdings keine weiteren Überredungsversuche mehr unternehmen und auf andere Weise versuchen, mit der Situation fertigzuwerden.

Wichtig dabei ist, sich nicht ständig darüber zu streiten, wer recht hat. Jeder Wahnkranke ist der Meinung, daß er recht hat. Dazu zwingt ihn seine Krankheit, und gerade Patienten mit anhaltenden wahnhaften Störungen neigen dazu, für ihre wahnhafte Überzeugung zu kämpfen. Wenn Angehörige oder Ärzte ebenfalls darauf beharren, recht zu haben, ist der dauerhafte Zank vorprogrammiert. Sinnvoller ist es, die Verschiedenheit der Meinungen anzuerkennen und dann gemeinsam zu überlegen, wie man das Beste aus der Situation macht.

Induzierter Wahn

Ein Wahn ist für Außenstehende nicht immer ohne weiteres als solcher erkennbar. Trotzdem merken Angehörige in der Regel nach kurzer Zeit: Irgend etwas stimmt hier nicht. Manchmal sind Wahnkranke allerdings in ihrer Argumentation so überzeugend, daß nahe Angehörige chronisch wahnkranker Menschen sich durch die Wahnsymptome der Patienten verunsichern lassen und die wahnhaften Überzeugungen übernehmen. Man spricht dann von induziertem Wahn oder von einer »Folie à deux«.

Beim induzierten Wahn hilft oft nur die Trennung der beiden Partner, die medikamentöse Behandlung des ursprünglich Wahnkranken und die psychotherapeutische Behandlung des Partners.

Psychische Ausnahmezustände im Rahmen von Angststörungen

Manche Patienten werden von Befürchtungen und Ängsten derart gefangengenommen, daß sie vorübergehend nicht mehr zwischen ihren Ängsten und der Realität unterscheiden können. Meistens dauern derartige Ausnahmezustände nur kurze Zeit an. In dieser Zeit sind die Betroffenen nicht in der Lage, ihre Wahrnehmung und ihr Urteil zu kontrollieren.

Körperliche Erkrankungen

Krankheiten, die das Gehirn direkt oder indirekt betreffen, können Symptome hervorrufen, die von denen einer akuten Schizophrenie nicht zu unterscheiden sind. Zu diesen Krankheiten zählen Tumoren sowie Entzündungen des Gehirns und seiner Häute, Hirndurchblutungsstörungen, Verletzungen des Gehirns, Blutungen im Bereich des Gehirns und der Hirnhäute, Anfallskrankheiten (Epilepsien), aber auch Störungen des Hormonstoffwechsels oder Vergiftungen. Um diese Krankheiten nicht zu übersehen, muß der Arzt vor allem beim ersten Auftreten von Symptomen einer Schizophrenie den Patienten umfassend untersuchen. Außer der psychiatrischen Exploration (dem gezielten Befragen des Patienten) ist es notwendig, eine körperliche Untersuchung durchzuführen und Blut und Urin zu untersuchen. Er wird eine Hirnstromkurve (EEG = Elektroenzephalogramm) ableiten, um beispielsweise das Vorliegen eines Anfallsleidens (Epilepsie) auszuschließen. Schließlich wird er eine computergestützte Röntgenaufnahme des Gehirns durchführen (Schädel-Computertomogramm = CT) durchführen, um Hirnblutungen oder Hirntumoren nicht zu übersehen. Eindeutig krankhafte Befunde bei diesen Untersuchungen sprechen gegen das Vorliegen einer Schizophrenie.

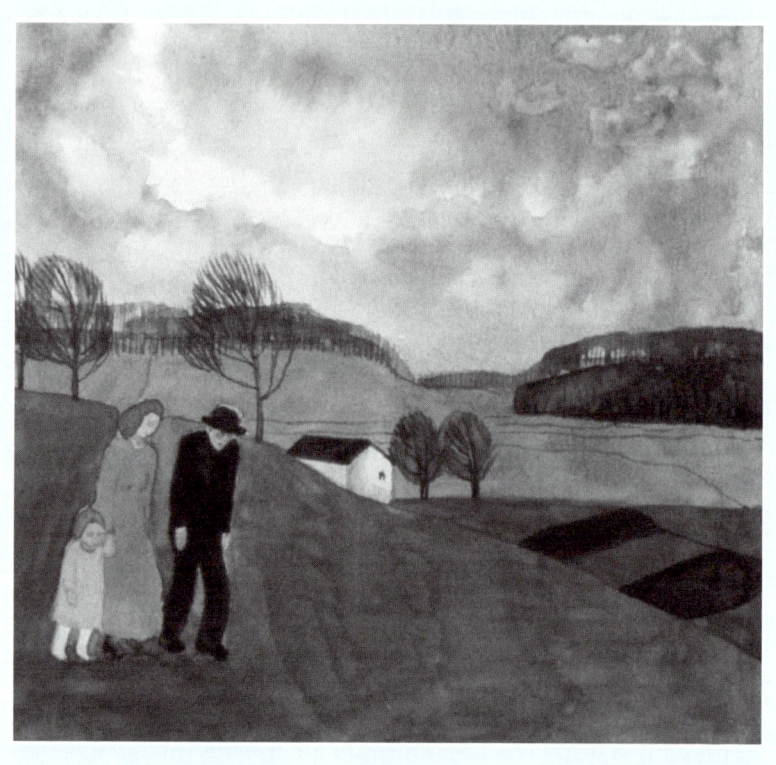

Albert Speck (1895 – 1938)
»Ohne Titel«

Häufigkeit, Ursachen und Verlauf der Schizophrenie

Lesen Sie in diesem Abschnitt, wie häufig eine Schizophrenie auftritt, auf welche Ursachen diese Krankheit zurückzuführen ist und wie sie verläuft.

Etwa ein bis zwei von hundert Menschen erkranken in ihrem Leben an einer Schizophrenie. Überraschenderweise gilt diese Zahl für alle Personen unabhängig von Hautfarbe, Nationalität, Geschlecht, Intelligenz und sozialer Stellung.

Eine akute Schizophrenie tritt in der Regel mehrmals im Leben auf. Nach einer akuten Krankheit ist die Leistungsfähigkeit bei vielen Patienten für längere Zeit beeinträchtigt. Deshalb ist es wichtig, ein Wiederauftreten der Erkrankung durch vorbeugende Behandlung zu verhindern.

Wie häufig ist die Schizophrenie?

Unser Wissen um die Häufigkeit psychischer Störungen hat sich in den letzten Jahren erheblich erweitert, da seit den 70er Jahren zahlreiche Untersuchungen zu dieser Frage durchgeführt wurden. Die aufwendigste stammt aus den USA. Es ist die »Epidemiological Catchment Area Study«, bei der über 18 000 Menschen mit Hilfe eines vorher festgelegten Schemas interviewt wurden. Wie die Ergebnisse zeigen, leiden 33% aller Menschen wenigstens einmal im Verlauf ihres Lebens unter Symptomen einer psychischen Störung. 16% haben Probleme mit Alkohol, Medikamenten oder Drogen, 15% leiden unter Ängsten, 8% unter Depressionen, 1,5 bis 2% an einer Schizophrenie. Frühere Untersuchungen kamen in der Regel zu etwas niedrigeren Zahlen, die zwischen 0,5% und 1% lagen. Das bedeutet: Ein bis zwei von hundert Menschen erkranken im Verlauf ihres Lebens an einer Schizophrenie. Die Schizophrenie ist somit, verglichen mit anderen psychischen Störungen, vergleichsweise selten, aber nicht so selten, wie psychisch Gesunde oft meinen.

Wenn man sich ein Fußballstadion mit 50 000 Besuchern vorstellt, befinden sich darin immerhin 500–1000 Personen, die irgendwann einmal eine akute Schizophrenie durchgemacht haben (siehe Abb. 1).

Die Schizophrenie tritt auf der ganzen Welt etwa gleich häufig auf. Dies ist bemerkenswert und zeigt, daß Klima, Hautfarbe, Kultur, Intelligenz und Gesellschaftsordnung einen vergleichsweise geringen Einfluß auf die Entstehung der Störung haben. Allerdings erkranken einige Eingeborenenstämme in Taiwan und Ghana seltener, Tamilen in Südindien dagegen häufiger als der Durchschnitt der Weltbevölkerung. Zusätzlich gibt es kleinere Gebiete in Kroatien, Schweden und Irland, in denen die Schizophrenie mit einer größeren Häufigkeit vorkommt. Wahrscheinlich hängen diese Unterschiede damit zusammen, daß die genannten Bevölkerungsgruppen vergleichsweise abgeschlossen leben und Eheschließungen außerhalb der Gruppe eher unüblich sind.

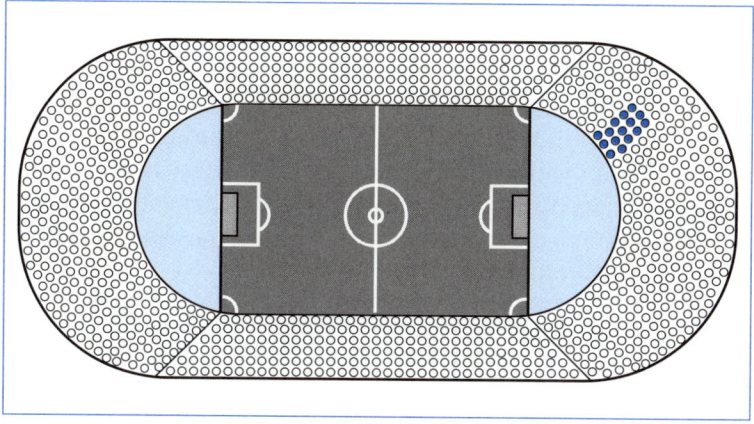

Abb. 1: Ein bis zwei von 100 Menschen erkranken im Verlauf ihres Lebens an einer Schizophrenie.

Frauen erkranken etwa gleich häufig, aber etwas später als Männer. Die Krankheit beginnt bei Männern meist mit 20–25, bei Frauen mit 25–30 Jahren. Warum das so ist, kann man nicht mit Sicherheit sagen. Möglicherweise haben Östrogene eine schützende Wirkung.

Was weiß man über die Ursachen der Schizophrenie und der schizophrenieähnlichen Störungen?

Die Daten zur Häufigkeit der Schizophrenie geben zumindest Antworten auf die Frage, worin die Ursachen der Störung nicht liegen: Es ist nicht das Klima, nicht die Hautfarbe, nicht die kulturelle Umgebung, nicht die Intelligenz, nicht die Gesellschaftsordnung und nicht das Geschlecht.

Bei der Diskussion um die tatsächlichen Ursachen werden seit vielen Jahren immer wieder die Fragen nach der Schuld der Familie, nach der biologischen Grundlage und nach der Erblichkeit der Erkrankung gestellt. Auf diese Fragen soll in den folgenden Abschnitten eingegangen werden.

Ist die Familie schuld?

In den 30er Jahren prägte der amerikanische Psychiater und Psychotherapeut Kasanin den Begriff der schizophrenogenen Mutter, der Mutter also, die die Schizophrenie ihres Kindes verursacht. Er beschrieb sie als herrschsüchtig, übermäßig behütend und unzuverlässig. Dieser Begriff wurde von verschiedenen Autoren, unter anderem von der Psychoanalytikerin Frieda Fromm-Reichmann, aufgegriffen.

Auch andere Autoren waren sich völlig sicher, daß die Ursache der Schizophrenie in der Familie zu suchen sei und daß den Müttern hierbei die Hauptschuld zukomme. Lyman C. Wynne sprach von der Familie als »Pseudogemeinschaft« mit dem Zwang zur Harmonie um jeden Preis. Die akute Schizophrenie verstand er als Flucht aus der Enge der Familienfesseln.

Die »Double-bind-Theorie« geht auf Gregory Bateson zurück. Er glaubte in Familien Schizophreniekranker immer wieder die gleichen Muster des Umgangs miteinander zu beobachten: Eltern, die von ihren Kindern unvereinbare Dinge verlangen, zum Beispiel gleichzeitig folgsam und selbständig zu sein. Die Kinder haben keine Gelegenheit, sich richtig zu verhalten. Diese Atmosphäre führt zu Denk- und Kommunikationsstörungen und damit letztendlich zur Schizophrenie. Auch die englischen Psychiater Ronald D. Laing und David Cooper sahen die Ursache der Schizophrenie in der Entfremdung der Gesellschaft und der Familie.

Diese und ähnliche Theorien haben sich seit langer Zeit als falsch erwiesen. Durch Erziehungsfehler kann man zwar manchen Schaden anrichten. Es ist jedoch nicht möglich, eine Schizophrenie hervorzurufen.

Ist die Schizophrenie eine erblich bedingte Erkrankung?

Geht man der Frage nach, ob eine bestimmte Krankheit teilweise erblich bedingt sein könnte, gibt es mehrere Möglichkeiten, eine Antwort zu finden. Der erste und einfachste Weg ist die Untersuchung der Häufigkeit der Erkrankung bei den Verwandten der Patienten.

Das Erkrankungsrisiko bei Verwandten Schizophreniekranker liegt höher als bei der Durchschnittsbevölkerung. 4% der Enkel eines schizophreniekranken Großvaters oder einer schizophreniekranken Großmutter erkranken später selbst. Wenn ein Bruder, eine Schwester oder ein Elternteil krank ist, liegt die Wahrscheinlichkeit bei 10–13%. Wenn beide Eltern an einer Schizophrenie leiden, steigt sie auf ungefähr 45%.

Die zweite Möglichkeit, die Frage der Erblichkeit zu untersuchen, ist der Vergleich der Häufigkeit bei eineiigen und zweieiigen Zwillingen. Eineiige Zwillinge gehen aus derselben Eizelle und derselben Samenzelle hervor. Sie besitzen also gleiche Erbanlagen. Zweieiige Zwillinge entwickeln sich aus zwei Eizellen, die von zwei Samenzellen befruchtet werden. Von den Erbanlagen her sind zweieiige Zwillinge ganz »normale« Geschwister, die eben nur zur gleichen Zeit auf die Welt gekommen sind.

Die Schizophrenie tritt bei eineiigen Zwillingen tatsächlich wesentlich häufiger gemeinsam auf als bei gleichgeschlechtlichen zweieiigen Zwillingen. Wenn einer der Zwillinge an einer Schizophrenie leidet, erkranken durchschnittlich 45% der eineiigen Zwillingsgeschwister, aber nur 12% der zweieiigen Zwillingsgeschwister.

Diese Befunde sprechen dafür, daß die Anlage zur Schizophrenie wenigsten teilweise vererbt werden kann. Die Art und Weise, wie das geschieht, ist jedoch bis heute unbekannt.

Viele schizophreniekranke Patienten, die diese Zahlen erfahren, stellen sich die Frage: Kann ich es verantworten, Kinder in die Welt zu setzen?

Diese Frage ist nicht leicht zu beantworten. Alle Eltern möchten gesunde Kinder haben, aber niemand kann sicher sein, daß dieser Wunsch in Erfüllung geht. Manchen wird eine etwa zehnfach erhöhte Erkrankungswahrscheinlichkeit bereits zu hoch sein. Andere werden sich sagen: Die Wahrscheinlichkeit, daß unser Kind gesund bleibt, liegt fast bei 90%, und wir sind bereit, dieses Risiko einzugehen.

Frauen stehen noch vor einem anderen Problem. Sie müssen damit rechnen, daß das Risiko, nach der Geburt erneut zu erkranken, höher ist als in ruhigeren Zeiten. Sie fragen sich dann: Kann ich das Kind, das ich zur Welt bringe, auch versorgen? Wer kümmert sich um das Kind, wenn ich es wegen meiner Krankheit nicht versorgen kann?

Selbstverständlich hat jeder Mensch das Recht, Kinder in die Welt zu setzen. Die Entscheidung für oder gegen ein Kind kann nur das Paar selbst treffen. Wenn einer der beiden Partner an einer Schizophrenie leidet, muß eine solche Entscheidung allerdings sorgfältig überlegt werden.

Ist die Schizophrenie auf Störungen der körperlichen Entwicklung zurückzuführen?

Manche Befunde sprechen für diese Vermutung. So scheinen Geburtskomplikationen bei späteren Schizophreniekranken häufiger zu sein als bei psychisch Gesunden. Zudem werden Schizophreniekranke häufiger in der kalten Jahreszeit geboren. Manche Forscher vermuten, daß die Neugeborenen deshalb häufiger Virusinfekte durchmachen und daß die Schizophrenie teilweise auf diese Infekte zurückzuführen sein könnte.

Ist die Schizophrenie eine Krankheit des Gehirns?

Auch diese Vermutung ist wahrscheinlich richtig. Schizophreniekranke Patienten wurden im Verlauf der letzten Jahre und Jahrzehnte mit verschiedenen bildgebenden Verfahren untersucht. Bildgebende Verfahren dienen dazu, Bilder des Körpers, in diesem Fall des Gehirns, zu erhalten.

Das am meisten verbreitete bildgebende Verfahren ist das Schädel-Computertomogramm (CT), eine computergestützte Röntgenmethode. Das CT liefert Bilder, auf denen man Hirnstrukturen und insbesondere die Hohlräume des Gehirns, in denen das Nervenwasser fließt, gut erkennen kann. Diese Hohlräume sind bei einem Teil der schizophreniekranken Patienten, und zwar besonders bei schwerer beeinträchtigten Patienten, größer als bei psychisch Gesunden.

Mit anderen bildgebenden Verfahren kann man die Hirndurchblutung (SPECT) oder den Hirnstoffwechsel (PET) messen und in einem Bild darstellen. Man spritzt dazu eine schwach radioaktive Substanz in die Vene und mißt die radioaktive Strahlung mit einer dazu geeigneten Kamera, die mit einem CT-ähnlichen Computer kombiniert ist. Mit Hilfe dieser Methoden fand man heraus, daß bei vielen Schizophreniekranken die Durchblutung und die Stoffwechselaktivität in den vordersten Hirnabschnitten erniedrigt ist.

Die Ergebnisse der bildgebenden Verfahren weisen darauf hin, daß die Struktur des Gehirns wenigstens bei einem Teil der schizophreniekranken Patienten verändert und daß die Funktion beeinträchtigt ist.

Die Beeinträchtigung der Hirnfunktion kann man auch mit bestimmten psychologischen Testverfahren messen. Eine wichtige Hirnfunktion ist zum Beispiel die Fähigkeit einer Person, die Aufmerksamkeit über längere Zeit auf eine bestimmte Aufgabe zu richten. Der bekannteste Test dieser Arzt ist der »Continuous Performance Test (CPT)«. Bei diesem Test werden den Versuchspersonen in kurzer zeitlicher Abfolge nacheinander Buchstaben oder Zahlen gezeigt. Bei einem bestimmten Buchstaben oder einer bestimmten Zahl müssen sie einen Knopf drücken.

Schizophreniekranke Patienten zeigen im CPT und in ähnlichen Tests eine geringere Leistung als psychisch Gesunde. Auch ein Teil der nicht erkrankten Angehörigen Schizophreniekranker schneidet etwas schlechter ab als Personen, die nicht mit psychisch Kranken verwandt sind. Manche Forscher vermuten, daß die Erbanlage zur Schizophrenie und zu schizophrenieähnlichen Störungen sich in diesen Aufmerksamkeitsstörungen äußert.

Ist die Schizophrenie eine Hirnstoffwechselstörung?

Die Frage, inwieweit die Schizophrenie eine Hirnstoffwechsel-störung ist, und wenn ja, worin diese Stoffwechselstörung besteht, wird schon lange Zeit diskutiert.

Über die Vorgänge, die sich möglicherweise im Gehirn Schizophreniekranker abspielen, wurden seit den 60er Jahren verschiedene Vorstellungen entwickelt. Diese Vorstellungen sind leichter nachzuvollziehen, wenn man sich in groben Zügen vergegenwärtigt, wie das Gehirn funktioniert.

Wie werden Nervenimpulse im Gehirn weitergeleitet?

Das Gehirn des Menschen besteht aus mehr als zehn Millionen Nervenzellen. Diese sind auf vielfältige Weise miteinander verbunden. Innerhalb der einzelnen Nervenzellen und ihrer Fortsätze, den Nervenfasern, breiten sich Nervenimpulse elektrisch aus, ähnlich wie in einem Stromkabel.

Die Verbindung zwischen einer Nervenfaser und der nachfolgenden Nervenzelle nennt man Synapse. Die Informations-übertragung an den Synapsen erfolgt nicht auf rein elektrischem, sondern auf chemischem Weg mit Hilfe von Überträger-substanzen. Zu diesen Überträgersubstanzen zählen unter anderem Acetylcholin, Adrenalin, Dopamin, Gamma-Aminobut-tersäure (GABA), Histamin, Noradrenalin und Serotonin.

Die Überträgersubstanzen werden in der Nervenendigung chemisch aufgebaut und dann in kleinen Bläschen gespeichert. Nervenimpulse, die in der Endigung ankommen, bewirken, daß der Inhalt der Bläschen in den Spalt zwischen Nervenendigung und nachfolgender Nervenzelle – den synaptischen Spalt – freigesetzt wird. An der Oberfläche der nachfolgenden Nervenendigung verbindet sich die Überträgersubstanz mit einem Empfangsorgan, dem Rezeptor. Anschließend wird die Überträger-substanz wieder in die Nervenendigung aufgenommen (Abb. 2).

Manche Verbindungen zwischen Überträgersubstanz und Rezeptor haben eine erregende, andere eine hemmende Wirkung auf

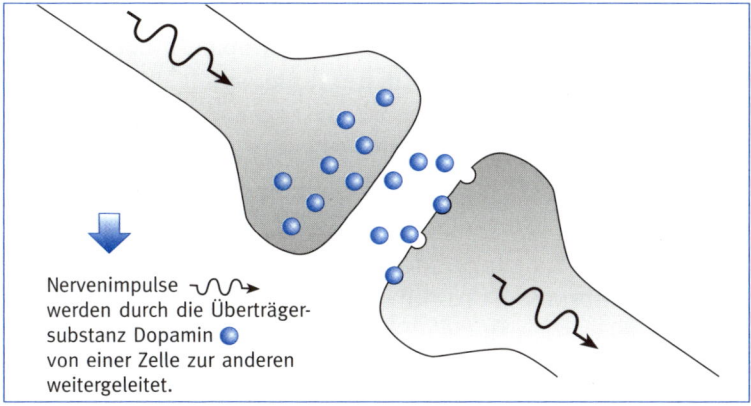

Nervenimpulse ⌇⌇➔
werden durch die Überträgersubstanz Dopamin ●
von einer Zelle zur anderen
weitergeleitet.

Abb. 2

die nachfolgende Nervenzelle. Die Nervenzelle verrechnet die
erregenden und die hemmenden Impulse wie ein Computer und
gibt nach dem Ergebnis dieser Berechnungen eine Folge von
Nervenimpulsen weiter.

Welche Funktion hat die Überträgersubstanz Dopamin?

Eine der Überträgersubstanzen des Zentralnervensystems ist das
Dopamin. Nervenzellen, die mit Dopamin arbeiten, finden sich
in verschiedenen Teilen des Gehirns. Je nachdem, wo sie liegen,
haben sie verschiedene Funktionen. Sie regulieren die Wahrnehmungen und Gefühle, den Ablauf von Bewegungen oder die
Ausschüttung von Hormonen.

Wenn diese Nervenzellen nicht normal arbeiten, kann das
Gehirn diese Regulationsaufgaben nicht mehr normal aus-
führen. Beim Absterben von Nervenzellen in einem Teil des
Hirnstamms verschlechtert sich die Regulation der Bewegungen:
Die Patienten zittern, bewegen sich nur noch langsam, mit
kleinen Schritten und vornübergebeugt. Die Muskulatur wird
steif und auch das Gesicht verliert an Beweglichkeit. Diese
Funktionsstörung des Gehirns nennt man die Parkinsonsche
Krankheit. Die Symptome dieser Krankheit beruhen auf einer
Unterfunktion des Dopaminsystems in einem Teil des Hirn-
stamms.

Welche Rolle spielt das Dopamin bei der Schizophrenie?

Schon seit langem vermutet man, daß Dopamin auch bei der Schizophrenie eine wesentliche Rolle spielt und daß die Aktivität des Dopaminsystems im sogenannten limbischen System erhöht ist. Das limbische System ist der Teil des Gehirns, der für die Regulation der Wahrnehmungen und der Gefühle zuständig ist.

In den Nervenendigungen des limbischen Systems, die mit der Überträgersubstanz Dopamin arbeiten, wird zu viel Dopamin gebildet. Es werden zu viele Bläschen in den synaptischen Spalt hinein freigesetzt und demzufolge zu viele Nervenimpulse weitergeleitet. Dieses Modell wird als die »Dopaminhypothese der Schizophrenie« bezeichnet (Abb. 3).

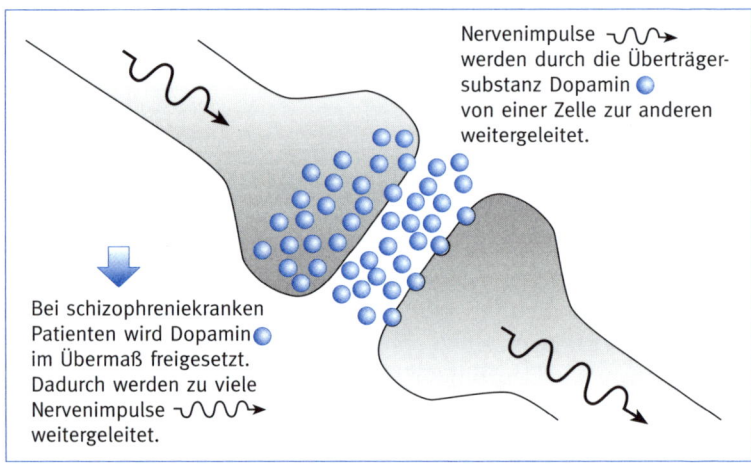

Nervenimpulse ⌇ werden durch die Überträgersubstanz Dopamin ● von einer Zelle zur anderen weitergeleitet.

Bei schizophreniekranken Patienten wird Dopamin ● im Übermaß freigesetzt. Dadurch werden zu viele Nervenimpulse ⌇ weitergeleitet.

Abb. 3

Die Dopaminhypothese

Die Dopaminhypothese stützt sich auf zwei Beobachtungen:

- Alle bekannten Medikamente, mit denen Akutsymptome der Schizophrenie erfolgreich behandelt werden können, blockieren einen Teil der Dopaminrezeptoren, die sogenannten D2-Rezeptoren.

- In Gehirnen verstorbener Schizophreniekranker wurden besonders viele Dopaminrezeptoren gefunden.

Die Dopaminhypothese ist mit Sicherheit noch keine vollständige Erklärung für alle Veränderungen des Hirnstoffwechsels bei Schizophreniekranken. Wahrscheinlich spielen bei der Entstehung der Schizophrenie auch andere Überträgersubstanzen eine Rolle. Darüber gibt es derzeit aber noch zu wenig gesicherte Befunde.

Kann man diese Befunde und Denkmodelle in einem Krankheitsmodell der Schizophrenie zusammenfassen?

Biologische Faktoren Bei der Entstehung der Schizophrenie spielen Erbfaktoren eine gewisse Rolle. Dafür spricht das erhöhte Krankheitsrisiko bei den Verwandten Schizophreniekranker. Erbfaktoren sind allerdings nicht als alleinige Ursache der Schizophrenie anzusehen. Dafür gibt es mehrere Gründe:

● Selbst wenn beide Eltern krank sind, tritt die Störung nicht bei allen, sondern nur bei etwa der Hälfte der Kinder auf.

● Das Risiko der Vererbung ist sehr ungleich verteilt. In manchen Familien erkranken sehr viele Familienmitglieder, in anderen nur ein einziges Mitglied.

● Ein genauer Erbgang ist bis heute nicht bekannt. Wenn die Vererbung nicht die einzige Ursache der Schizophrenie ist, muß es noch andere Ursachen geben. Zu diesen zählen beispielsweise die oben erwähnten Störungen der körperlichen Entwicklung.

Psychische und soziale Faktoren Möglicherweise spielen auch psychische und soziale Faktoren bei der Entstehung der Krankheit eine gewisse Rolle. Belastende Lebensereignisse vor dem ersten Auftreten werden von vielen Patienten geschildert, aber nicht von allen.

Eine akute Schizophrenie kann durch eine Vielzahl von Ereignissen ausgelöst werden: durch Streß und Ärger in Schule, Ausbildung und Beruf, durch Streitigkeiten in der Familie oder durch Liebeskummer, aber auch durch positive Veränderungen wie den Antritt einer neuen Arbeitsstelle oder den Beginn einer neuen Liebesbeziehung. Manchmal gehen der Krankheit körperliche Krankheiten oder hormonelle Umstellungen in der Schwangerschaft und nach der Entbindung voraus. Diese Auslöser sind jedoch nie die alleinige Ursache der Erkrankung.

Der Unterschied zwischen Ursache und Auslöser läßt sich mit dem Beispiel eines Skifahrers veranschaulichen, der abseits gesicherter Pisten fährt und dadurch eine Lawine auslöst. Der Skifahrer ist zwar der Auslöser der Lawine, aber nicht die alleinige Ursache. Es gibt noch eine ganze Reihe anderer Ursachen, beispielsweise die Neigung des Hangs, die Schneemenge oder die Witterung. Wenn der Skifahrer an einem anderen Tag die selbe Strecke gefahren wäre, wäre der Schnee vielleicht liegengeblieben. Und vielleicht wäre die Lawine zu einem späteren Zeitpunkt auch von selbst abgegangen.

Das Vulnerabilitäts-Streß-Modell

Die Überlegungen zum Zusammenhang zwischen Erblichkeit, Entwicklung, Veränderung des Hirnstoffwechsels und Auslöser faßte der amerikanische Psychiater K.H. Nuechterlein 1973 erstmals unter dem Begriff des Vulnerabilitäts-Streß-Modells zusammen.

Nach diesem Modell ist die Schizophrenie eine Krankheit mit biologischer Grundlage. Sie beruht auf einer Störung des Hirnstoffwechsels. Erbfaktoren spielen eine wichtige Rolle. Was vererbt wird, ist jedoch nicht die Krankheit selbst, sondern die

Anlage zur Krankheit. An Stelle von »Anlage« kann man auch von »Empfindlichkeit« oder »Vulnerabilität« sprechen.

Die Empfindlichkeit oder Vulnerabilität ist bei jedem einzelnen Menschen unterschiedlich ausgeprägt. Je größer die Vulnerabilität, desto höher ist das Risiko, daß die Erkrankung zum Ausbruch kommt.

Die akute Krankheit kann durch verschiedene äußere Belastungen ausgelöst werden. Je größer der Streß, desto höher ist wiederum das Risiko, daß die Erkrankung zum Ausbruch kommt.

Wie verläuft die Krankheit?

Wer zum ersten Mal an einer Schizophrenie erkrankt, hofft verständlicherweise, daß die Krankheit nie wieder auftritt. Dieser Wunsch geht manchmal in Erfüllung. 30–50% der Patienten bleiben innerhalb des darauffolgenden Jahres und 10–30% für den Rest des Lebens gesund, auch wenn sie keine Psychopharmaka zur Vorbeugung einnehmen. Wenn die Krankheit zum zweiten Mal aufgetreten ist, muß allerdings mit weiteren Krankheitsphasen gerechnet werden. Ohne Behandlung erkranken nach einem Jahr 70–80%, nach zwei Jahren 90% der Patienten.

Das bedeutet, daß eine Schizophrenie nach der zweiten Krankheitsphase nur selten vollständig verschwindet. Fast alle Patienten müssen sich auf ein Leben mit der Krankheit einstellen.

In der Sprache des Vulnerabilitäts-Streß-Modells bedeutet das: Die Vulnerabilität für die Erkrankung ist bei verschiedenen Patienten unterschiedlich ausgeprägt, bleibt aber im Prinzip lebenslang erhalten. Sie kann jedoch durch eine Behandlung mit bestimmten Psychopharmaka gesenkt werden.

Auch der Streß kann gesenkt werden. Je besser Patienten mit ihren Alltagsproblemen umgehen und je besser sie unnötigen Streß vermeiden lernen, um so weniger Streß entsteht.

Eine akute Schizophrenie läßt sich durch Psychopharmaka und eine der Krankheit angepaßte Lebensweise in vielen Fällen vermeiden. Trotzdem kommt es auch bei optimaler Behandlung bei 15–20% der Patienten innerhalb eines Jahres zu einer erneuten Erkrankung. Krankheitsphasen, die trotz der Behandlung mit Psychopharmaka auftreten, verlaufen aber in der Regel kürzer und mit weniger schweren Symptomen. Insofern wird der Verlauf der Krankheit durch die Behandlung günstig beeinflußt.

Können Krankheitssymptome zurückbleiben?

Trotzdem ist das Leben mit der Krankheit oft nicht einfach. Zwischen den akuten Phasen können Patienten mehr oder weniger schwer beeinträchtigt sein. Die Gefühle sind weniger intensiv, Kontakte mit anderen Menschen sind anstrengender als vor Beginn der Erkrankung. Es fällt ihnen schwerer, sich zu über längere Zeit zu konzentrieren und körperliche oder psychische Belastungen auszuhalten. Diese Symptome werden unter der Bezeichnung »Negativsymptome« zusammengefaßt (s. Seite 22 ff.).

Negativsymptome entwickeln sich im Verlauf der meisten Krankheitsphasen. Sie bessern sich in der Regel unter der Behandlung, allerdings nicht so rasch wie die Akutsymptome. Faßt man die Schizophrenie, die schizoaffektive Störung und kurzdauernde akute Wahnkrankheiten zusammen, bilden sich die Negativsymptome im Lauf der Zeit bei etwa 20–25% der Patienten vollständig zurück. Bei 50–65% der Patienten bleiben leichte bis mittelschwere Symptome zurück. Krankheitsverläufe, bei denen sich das Befinden und die Leistungsfähigkeit des Patienten im Verlauf der Zeit verschlechtern, sind glücklicherweise eher selten.

Durch eine frühzeitig einsetzende medikamentöse und psychotherapeutische Behandlung ist es in der Regel möglich, die Dauer der akuten Krankheitserscheinungen erheblich zu verkürzen und ein Wiederauftreten der akuten Psychose zu verhindern. Bei fast jeder neuen Krankheitsphase treten auch Negativsymptome auf, die die Patienten unter Umständen längerfristig beeinträchtigen. Insofern ist die vorbeugende Behandlung der beste Schutz vor ungünstigen Krankheitsverläufen.

Sind Schizophreniekranke gefährlich?

Psychisch Kranke und insbesondere Schizophreniekranke gelten in der Bevölkerung auch heute noch als unberechenbar, unverständlich und gefährlich. Diese Einstellung hat sich in den vergangenen 20 Jahren zwar etwas abgemildert, ist jedoch nie ganz verschwunden.

Betrachtet man die wissenschaftliche Literatur zu diesem Thema, insbesondere die umfangreiche Untersuchung der Psychiater Wolfgang Böker und Heinz Häfner aus dem Jahr 1973, ist die Angst vor psychisch Kranken insgesamt unberechtigt. Eine gewisse Vorsicht gegenüber Schizophreniekranken mit schweren Akutsymptomen ist allerdings nicht ganz aus der Luft gegriffen.

Gegen Ende der 60er und zu Anfang der 70er Jahre kam auf 10.000 psychisch gesunde Personen ein Gewalttäter. Die Häufigkeit von Gewalttaten bei psychisch Kranken insgesamt ist etwa genauso hoch. Demgegenüber stehen fünf Gewalttäter auf 10.000 Schizophreniekranke. Schizophreniekranke begehen somit etwas häufiger Gewalttaten als psychisch Gesunde und als andere Gruppen psychisch Kranker.

Allerdings werden nur sehr wenige Schizophreniekranke gewalttätig. So geht von ausreichend behandelten Patienten keine Gefahr aus. Gewalttaten kommen fast nur bei unbehandelten oder unzureichend behandelten Patienten vor, bei denen über längere Zeit schwere Wahnsymptome bestehen. Wenn diese Patienten Angst haben und sich bedroht fühlen, wenn Stimmen ihnen befehlen, sich oder anderen etwas anzutun, muß mit gefährlichen Handlungen gerechnet werden. Dann ist es erforderlich, die betreffenden Patienten möglichst schnell einer Behandlung zuzuführen, notfalls auch gegen deren Willen (s. Seite 126 ff.).

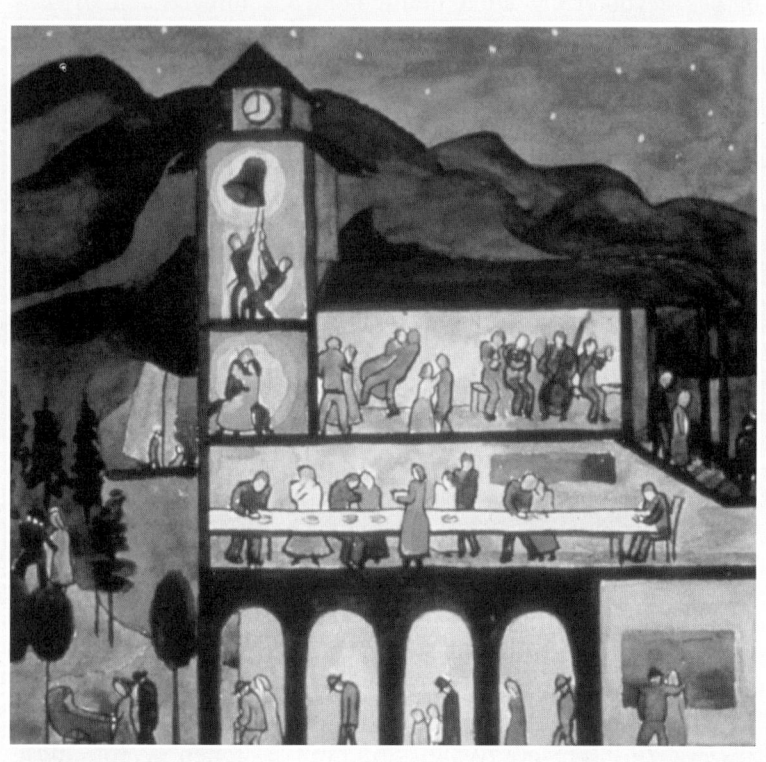

Albert Speck (1895 – 1938)
»Ohne Titel«

Die Behandlung

In diesem Abschnitt erfahren Sie, daß zur Behandlung der Schizophrenie und der schizophrenieähnlichen Krankheiten Psychopharmaka, tagesstrukturierende und trainierende Verfahren und bestimmte Formen der Psychotherapie zur Verfügung stehen.

Die Grundlage der Behandlung bildet eine Gruppe von Psychopharmaka, die man als Neuroleptika bezeichnet. Diese Medikamente ordnen das Denken und die Wahrnehmung, beruhigen übermäßige Erregung und schützen vor dem Wiederauftreten der akuten Krankheit. Da eine Schizophrenie meist mehrfach im Leben auftritt, ist bei fast allen Patienten eine mehrjährige vorbeugende Behandlung erforderlich.

Ein wesentliches Ziel der Psychotherapie Schizophreniekranker ist es, die Patienten bei der Auseinandersetzung mit der eigenen Krankheit zu unterstützen. Wichtige Elemente der Psychotherapie sind die Informationen über die Krankheit und die Einbeziehung der Angehörigen.

Ziele, Phasen und Verfahren der Behandlung

Die Behandlung der Schizophrenie und der schizophrenieähnlichen Erkrankungen kann von verschiedenen Blickwinkeln aus betrachtet werden. Folgende Fragen gilt es zu klären:

- Was sind die Ziele der Behandlung?
- Welche Phasen der Behandlung kann man unterscheiden?
- Welche Behandlungsverfahren stehen zur Verfügung?

Die erste Frage ist von grundsätzlicher Natur, denn noch vor Beginn einer Behandlung müssen sich Arzt und Patient darüber einigen, was mit der Behandlung erreicht werden soll.

Wenn ein Patient sich krank fühlt, wird es in der Regel auch sein Wunsch sein, daß zunächst die Symptome der akuten Krankheit unterdrückt werden sollen. Da Schizophreniekranke und Patienten mit schizophrenieähnlichen Störungen häufig mehrmals im Leben erkranken, soll nach Abklingen der Akutsymptome ein Wiederauftreten der akuten Krankheit verhindert werden.

Nach Abklingen der Akutsymptome treten häufig Minus- oder Negativsymptome auf: Die Patienten sind in ihrer psychischen Leistungsfähigkeit eingeschränkt. Durch die Behandlung sollen sie in die Lage versetzt werden, trotz dieser Einschränkungen möglichst selbständig zu leben und einer ihren Fähigkeiten angemessenen Tätigkeit nachzugehen.

Man unterscheidet in diesem Sinn zwei Phasen der Behandlung: die Behandlung der akuten Krankheit und die vorbeugende Behandlung und Rehabilitation.

Um diese Behandlungsziele zu erreichen, gibt es eine ganze Reihe von Verfahren, die sich gegenseitig ergänzen.

Im Zentrum der Behandlung stehen Psychopharmaka und andere biologische Verfahren. Ergänzt werden diese Methoden, vor allen Dingen im Rahmen einer Krankenhausbehandlung, durch verschiedene Begleittherapien. Man unterscheidet dabei zwischen tagesstrukturierenden und trainierenden Verfahren (Beschäftigungs- und Arbeitstherapie), körperorientierten (Bewegungs- und Tanztherapie) und kreativitätsfördernden Verfahren (Kunst- und Musiktherapie).

Wenn die akute Krankheit durch die Behandlung in den Hintergrund tritt, haben viele Patienten den Wunsch, sich mit ihrer Krankheit auseinanderzusetzen. Dabei können sie durch Aufklärung, Informationsvermittlung und Psychotherapie unterstützt werden.

Wenn Patienten durch die Krankheit in persönliche und berufliche Schwierigkeiten geraten, stehen ihnen besondere, auf die Bedürfnisse psychisch Kranker abgestimmte Beratungsdienste, Hilfen beim Wohnen und Hilfen am Arbeitsplatz zur Verfügung.

Psychopharmaka und andere biologische Behandlungsverfahren

Lange Zeit gab es in der Psychiatrie keine wirksamen biologischen Behandlungsverfahren. 1933 führte Sakel die Insulinschockbehandlung ein. Dabei wurden den Patienten kleine Dosen Insulin gespritzt, bis der Blutzucker so weit gesenkt worden war, daß der Patient das Bewußtsein verlor. Dieser Zustand wurde durch Injektion einer Traubenzuckerlösung unterbrochen. Diese Behandlung war für den Patienten sehr belastend, für das Pflegepersonal sehr aufwendig und zudem nicht ganz ungefährlich. Trotz allem war sie die erste Möglichkeit, eine akute Schizophrenie wirksam zu beeinflussen. 1935 teilte Meduna die Erfahrung mit, daß große Krampfanfälle, die durch Injektion von Cardiazol herbeigeführt wurden, einen ähnlich günstigen Effekt hätten.

1937 lösten dann die italienischen Psychiater Bini und Cerletti erstmals mit kontrollierten Stromstößen große Krampfanfälle aus. Diese Methode wurde unter den Namen »Elektrokrampfbehandlung«, »Heilkrampf« oder »Elektroschock« bekannt.

Insulinbehandlung und Cardiazolkrampf haben heute nur noch eine historische Bedeutung. Die Elektrokrampfbehandlung wird aber noch immer eingesetzt, wenn alle anderen Behandlungsmethoden versagen (s. Seite 99 ff.).

Die Entwicklung der modernen Psychopharmaka begann nach dem Zweiten Weltkrieg. Sie brachte eine grundlegende Veränderung der Behandlung aller psychischen Krankheiten mit sich. Für die Behandlung der Schizophrenie war die Entwicklung einer besonderen Gruppe von Psychopharmaka, der Neuroleptika, besonders wichtig.

Eigentlich beruhte alles auf einem Zufall: Auf der Suche nach Medikamenten, die gegen Allergien helfen sollten, untersuchte man die seit längerem bekannte Stoffgruppe der Phenothiazine. Durch Veränderungen an vorher bekannten Phenothiazinen gelangte man zu der Substanz Chlorpromazin. Man stellte fest, daß diese Substanz bei Allergien zwar kaum wirksam war, dafür aber beruhigende und schlaffördernde Wirkungen hatte. Zunächst wurde Chlorpromazin deshalb zur Beruhigung vor Operationen und zur Unterstützung der Narkose angewandt.

1952 teilten die französischen Psychiater Delay und Deniker mit, man könne durch Chlorpromazin akute Symptome bei der Manie und der Schizophrenie entscheidend bessern. In den folgenden Jahren wurden weitere Substanzen entwickelt, die ähnlich wirken wie Chlorpromazin, aber chemisch anders zusammengesetzt sind. 1955 schlug Delay vor, diese Medikamente »Neuroleptika« zu nennen.

Die Neuroleptika haben das Gesicht der Psychiatrie einschneidend verändert. Durch sie wurde es möglich, die Schizophrenie und schizophrenieähnliche Störungen wirksam zu behandeln. Die Krankheitsverläufe konnten erheblich abgekürzt werden, die Behandlungsdauer sank von durchschnittlich zwei Jahren auf zwei Monate.

Auch heute spielen Neuroleptika eine zentrale Rolle bei der Behandlung der Schizophrenie und der schizophrenieähnlichen Störungen.

Die Behandlung mit Neuroleptika

Auf den folgenden Seiten stehen die Neuroleptika im Mittelpunkt. Da sie für die Behandlung der Schizophreniekranken überaus wichtig sind, sollen folgende Fragen geklärt werden:

- Wie wirken Neuroleptika?
- Wann sollte eine Behandlung mit Neuroleptika begonnen werden?
- Warum ist eine vorbeugende Behandlung mit Neuroleptika so wichtig?
- Wie lange sollen Neuroleptika eingenommen werden?
- Welche Arten von Neuroleptika gibt es?
- Was versteht man unter Depot-Neuroleptika?
- Welche Nebenwirkungen können auftreten?
- Worin unterscheiden sich die klassischen von den atypischen Neuroleptika?
- Was macht die Sonderstellung des atypischen Neuroleptikums Clozapin aus?

Wie wirken Neuroleptika?

Neuroleptika sind Psychopharmaka: Medikamente also, die auf die Psyche einwirken. Sie beruhigen, fördern den Schlaf, ordnen Denken und Wahrnehmung und verhindern das Wiederauftreten der akuten Krankheit. Sie haben also eine beruhigende, eine ordnende und eine vorbeugende Wirkung. Diese Wirkungen sind wahrscheinlich auf den Einfluß der Neuroleptika auf Überträgersubstanzen des Gehirns zurückzuführen.

Wie bereits dargestellt, ist die Aktivität des Dopaminsystems im limbischen System des Gehirns erhöht (s. Seite 53 ff.). In Nervenzellen des limbischen Systems, die mit der Überträgersubstanz Dopamin arbeiten, wird zu viel Dopamin in den synaptischen Spalt freigesetzt und demzufolge zu viele Nervenimpulse weitergeleitet.

Neuroleptika blockieren einen Teil der Dopaminrezeptoren, die sogenannten D2-Rezeptoren. Dadurch wird die Weiterleitung von dopaminvermittelten Nervenimpulsen im limbischen System normalisiert (Abb. 4).

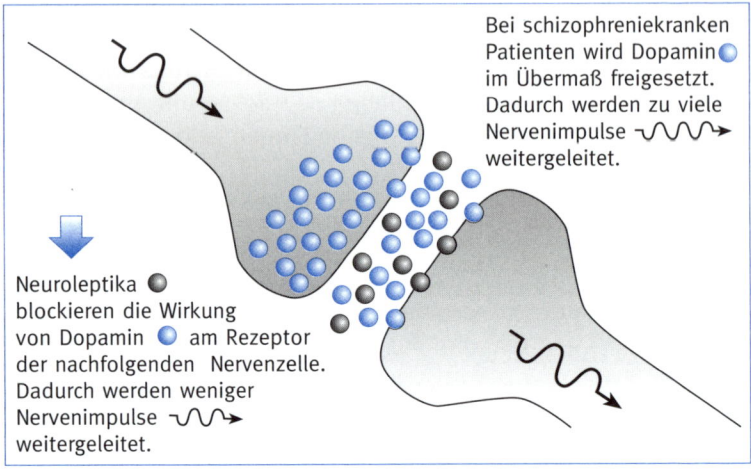

Bei schizophreniekranken Patienten wird Dopamin ○ im Übermaß freigesetzt. Dadurch werden zu viele Nervenimpulse ⌁⌁⌁→ weitergeleitet.

Neuroleptika ● blockieren die Wirkung von Dopamin ○ am Rezeptor der nachfolgenden Nervenzelle. Dadurch werden weniger Nervenimpulse ⌁⌁→ weitergeleitet.

Abb. 4

Leider gelangen Neuroleptika nicht nur ins limbische System, sondern auch in andere Hirnteile. Dort blockieren sie ebenfalls Dopaminrezeptoren. Diese haben allerdings ganz andere Funktionen. Sie regulieren beispielsweise den Ablauf von Bewegungen und die Ausschüttung von Hormonen. Diese Funktionen werden von den Neuroleptika negativ beeinflußt. Mit anderen Worten: Es kommt zu Nebenwirkungen (s. Seite 53 f.).

Wann soll eine Behandlung mit Neuroleptika begonnen werden?
Wenn Symptome einer akuten Schizophrenie auftreten, muß rasch gehandelt werden. Es hat keinen Sinn, sich darauf zu verlassen, daß die Krankheit von selbst gekommen ist und wieder von selbst vergehen wird. In der Regel verstärken sich die Krankheitssymptome, wenn man einfach nur abwartet.

Wie verläßlich ist die Wirkung der Neuroleptika bei einer akuten Schizophrenie?
Neuroleptika sind sehr gut wirksame Medikamente. Bei mehr als 90% der erstmals an einer Schizophrenie erkrankten Patienten bilden sich die Akutsymptome unter der Behandlung vollständig zurück. Unruhe und Schlafstörungen bessern sich meist inner-

halb von Stunden oder innerhalb einiger Tage. Manchmal setzt auch die ordnende Wirkung sehr rasch ein, und nach wenigen Tagen ist die akute Krankheit vorbei. In der Regel aber müssen alle Beteiligten etwas mehr Geduld aufbringen. Nach einigen Wochen sind die Akutsymptome allerdings weitgehend abgeklungen.

Warum ist eine vorbeugende Behandlung mit Neuroleptika notwendig?

Eine Schizophrenie tritt in der Regel mehrmals im Leben auf. Glücklicherweise kann man das in vielen Fällen durch eine vorbeugende Behandlung mit Neuroleptika verhindern.

Die vorbeugende Wirkung der Neuroleptika war lange Zeit unter Psychiatern umstritten. Viele waren der Meinung, daß man die Neuroleptika absetzen kann, wenn keine akuten Krankheitssymptome mehr bestehen.

Die Frage, ob eine vorbeugende Behandlung notwendig ist oder nicht, konnte nur durch einen Vergleich dieser beiden Behandlungsalternativen beantwortet werden. Deshalb wurden in den 60er, 70er und 80er Jahren eine Reihe von wissenschaftlichen Untersuchungen durchgeführt. Bei allen diesen Studien erhielt eine Gruppe von Patienten nach Abklingen der Akutsymptome Neuroleptika, eine andere Placebos (Scheinmedikamente).

Nach einem Jahr mußten 70–80% der Patienten, die Placebos eingenommen hatten, wegen akuter Symptome wieder in ein psychiatrisches Krankenhaus aufgenommen werden. Bei den Patienten, die Neuroleptika erhalten und sie auch eingenommen hatten, waren es nur 10–20%. Das Risiko, wieder akut zu erkranken, ist mit Neuroleptika also ungefähr fünfmal geringer als ohne Medikamente.

Untersuchungen in den 80er Jahren beschäftigten sich mit der Frage, wie hoch die Wahrscheinlichkeit einer erneuten akuten Psychose bei erstmals erkrankten Patienten ist. Die Zahlen lagen weiter auseinander als bei mehrfach erkrankten Patienten: Innerhalb eines Jahres mußten 40–70% der Patienten, die keine Neuroleptika erhalten hatten, wieder behandelt werden.

Wieder andere Untersuchungen suchten eine Antwort auf die Frage: Was geschieht, wenn man eine vorbeugende Behandlung nach 1–3 Jahren beendet? Die Antwort unterstreicht die Bedeutung der Vorbeugung: Nach 1–2 Jahren war es bei 60–95% der Patienten wieder zu einer akuten Erkrankung gekommen (Tabelle 1).

● Tab. 1: Wahrscheinlichkeit der Wiedererkrankung im ersten Jahr

ohne vorbeugende Behandlung mit Neuroleptika	
bei ersterkrankten Patienten	40 – 70%
bei mehrfacherkrankten Patienten	70 – 80%
trotz vorbeugender Behandlung mit Neuroleptika	
im ersten Jahr	10 – 20%
nach Absetzen einer vorbeugenden Behandlung mit Neuroleptika	
in den ersten beiden Jahren	60 – 90%

Wie lange sollen Neuroleptika eingenommen werden?

1989 traf sich eine internationale Expertenkommission, um über die Frage der Behandlungsdauer zu diskutieren. Die Kommission wies auf die hohe Wahrscheinlichkeit der Wiedererkrankung ohne vorbeugende Behandlung mit Neuroleptika hin und gab aus diesem Grund folgende Empfehlungen:

Neuroleptika sollten nach dem ersten Auftreten der Krankheit wenigstens ein bis zwei Jahre, nach der zweiten Krankheitsphase wenigstens fünf Jahre lang eingenommen werden. Wenn die Krankheitssymptome nach dem Absetzen der Neuroleptika wieder auftreten, sollte die Behandlung auf unbestimmte Zeit weitergeführt werden, unter Umständen lebenslang (Tabelle 2).

● **Tab. 2: Empfehlung zur Dauer der Einnahme von Neuroleptika**

nach der ersten Krankheitsphase	1–2 Jahre
nach der zweiten Krankheitsphase	5 Jahre
bei häufigen Krankheitsphasen	auf unbestimmte Zeit

Warum setzen Patienten die Neuroleptika ab?

Mehrere Gründe können Patienten veranlassen, die Medikamente abzusetzen. Ausschlaggebend kann beispielsweise sein:

Abneigung gegen Medikamente Viele Patienten erschrecken bei der Vorstellung, immer auf Medikamente angewiesen zu sein. Das ist verständlich. Neuroleptika können Nebenwirkungen haben, und diese Nebenwirkungen sind zumeist unangenehm.

Zusätzlich erinnern die Neuroleptika die Patienten immer daran, daß sie krank sind. Wer nichts von seiner Krankheit spürt, glaubt häufig: Die Medikamente brauche ich überhaupt nicht mehr.

Leider ist das in der Regel ein Irrtum. Schizophreniekranke sind auf Neuroleptika genauso angewiesen wie Zuckerkranke auf Insulin oder blutzuckersenkende Medikamente, und den meisten Patienten mit hohem Blutdruck geht es genauso. Auch für diese Patienten gilt die Regel: Eine gute und regelmäßige Behandlung ist der beste Schutz vor einem ungünstigen Krankheitsverlauf.

Vergessen der Einnahme Es ist nicht jedermanns Sache, täglich Tabletten einzunehmen. Zudem weiß jeder, der schon einmal regelmäßig Medikamente nehmen mußte, wie leicht die eine oder andere Einnahme vergessen werden kann. Ratsam ist es, die Medikamenteneinnahme mit einer täglichen Routinetätigkeit zu verbinden, beispielsweise die Medikamente gemeinsam mit dem Zahnputzbecher aufzubewahren oder beim Decken des Tisches für die täglichen Mahlzeiten die Medikamente grundsätzlich mit hinzustellen.

Welche Arten von Neuroleptika gibt es?

Die ordnende und die beruhigende Wirkung setzt bei verschiedenen Neuroleptika in unterschiedlichen Dosisbereichen ein. Manche haben bereits in niedriger Dosierung eine ordnende Wirkung. Man nennt sie deshalb auch hochpotente Neuroleptika. Bei einer anderen Gruppe von Psychopharmaka, den mittel- bis niederpotenten Neuroleptika, tritt diese ordnende Wirkung erst bei höheren Dosierungen ein. Mittel- bis niederpotente Neuroleptika wirken allerdings wesentlich stärker beruhigend als hochpotente Neuroleptika (Tabelle 3).

Hochpotente Neuroleptika werden vor allen Dingen dann verschrieben, wenn durch eine Schizophrenie oder eine schizophrenieähnliche Störung Denken und Wahrnehmung in Unordnung geraten sind. Mittel- bis niederpotente Neuroleptika setzt man vor allem dann ein, wenn die Krankheit sich in Unruhe und Schlafstörungen äußert. Bei Patienten mit einer akuten Schizophrenie treten diese Symptome oft in Kombination auf. Deshalb kann die Krankheit meist besonders gut durch eine Kombination von hoch- und niederpotenten Neuroleptika beeinflußt werden.

Wie werden Neuroleptika dosiert?

Neuroleptika müssen, wie alle Psychopharmaka, genau dosiert werden. Gerade bei Neuroleptika schwankt allerdings die notwendige Dosierung von Patient zu Patient erheblich. Zusätzlich sind bei der Akutbehandlung wesentlich höhere Dosierungen erforderlich als bei einer vorbeugenden Behandlung. Nach Abklingen der akuten Krankheit kann die Neuroleptikadosis langsam erniedrigt werden. Bei jeder Dosisreduktion besteht jedoch die Gefahr, daß die Akutsymptome wieder auftreten.

Aus diesen Gründen sollte man als Patient die verordnete Dosis nie auf eigene Faust ändern oder die Medikamente selbst absetzen.

● Tab. 3: Neuroleptika

Substanz	Handelsnamen	übliche Tagesdosis (Höchstdosis)
Hochpotente Neuroleptika		
Trifluperidol	z. B. Triperidol	1,5–3 (3) mg
Risperidon	Risperdal	2–8 (16) mg
Pimozid	z. B. Orap	2–8 (16) mg
Benperidol	Glianimon	2–20 (40) mg
Sertindol	Serdolect	12–20 (24) mg
Fluphenazin	z. B. Dapotum, Lyogen	2–20 (40) mg
Haloperidol	z. B. Haldol	2–15 (40) mg
Olanzapin	Zyprexa	5–20 mg
Flupentixol	z. B. Fluanxol	3–20 (60) mg
Bromperidol	Impromen, Tesoprel	5–20 (50) mg
Mittel- und niederpotente Neuroleptika		
Perphenazin	z. B. Decentan	4–20 (48) mg
Zuclopenthixol	Ciatyl Z	2–40 (80) mg
Clopenthixol	Ciatyl	25–150 (300) mg
Zotepin	Nipolept	25–300 (450) mg
Pipamperon	Dipiperon	40–360 (480) mg
Clozapin	Leponex	25–400 (600) mg
Levomepromazin	z. B. Neurocil	25–200 (600) mg
Melperon	Eunerpan	25–300 (600) mg
Thioridazin	z. B. Melleril	50–200 (600) mg
Perazin	z. B. Taxilan	25–600 (800) mg
Chlorprothixen	z. B. Truxal	30–500 (800) mg
Promethazin	z. B. Atosil	25–150 (1000) mg
Promazin	Protactyl	50–300 (1000) mg
Prothipendyl	Dominal	40–480 (1000) mg
Sulpirid	z. B. Dogmatil	50–1000 (1600) mg
		Stand: 5/98

Depot-Neuroleptika

Die regelmäßige Einnahme von Medikamenten in Tabletten-
oder Tropfenform schützt wirkungsvoll vor dem Wiederauftreten der Erkrankung. Außerdem gibt es aber noch die Möglichkeit, Neuroleptika in Depotform zu geben. Bei dieser Behandlung erhält der Patient je nach Präparat im Abstand von 2–4
Wochen eine intramuskuläre Injektion, eine Spritze also, die in
der Regel in den Gesäßmuskel gegeben wird.

Diese Behandlungsform hat Vor- und Nachteile. Auf der einen
Seite brauchen die Patienten nicht an die Einnahme von
Tabletten zu denken. Auf der anderen Seite gibt es nur wenige
mittel- bis niederpotente Depot-Neuroleptika. Deshalb ist es
nicht selten notwendig, zusätzlich zu einem hochpotenten
Depot-Neuroleptikum ein niederpotentes Neuroleptikum in
Tablettenform einzunehmen.

● Tab. 4: Depot-Neuroleptika

Inhaltsstoff	Handelsnamen	Wirkungsdauer
Clopenthixol-Decanoat	Ciatyl Depot	2 Wochen
Flupentixol-Decanoat	Fluanxol Depot	2 Wochen
Fluphenazin-Decanoat	Dapotum D, Lyogen Depot	2 Wochen
Fluspirilene	Imap	1 Woche
Haloperidol-Decanoat	Haldol-Decanoat	4 Wochen
Perphenazin-Önanthat	Decentan Depot	2 Wochen

An der Einstichstelle kann es zu Rötungen, Schwellungen und
Verhärtungen kommen. Sehr selten können dabei auch Nerven
und Blutgefäße getroffen werden, was in Ausnahmefällen zu
bleibenden Beschwerden in Form von Taubheitsgefühlen oder
Lähmungen führen kann. Diese Gefahren sollte man allerdings
nicht überbewerten, denn sie gelten für jede intramuskuläre
Injektion.

Welche Nebenwirkungen können bei der Akutbehandlung mit Neuroleptika auftreten?

Anticholinerge Nebenwirkungen Niederpotente Neuroleptika verursachen, vor allem in höheren Dosierungen, häufig Mundtrockenheit, Verstopfung, unscharfes Sehen, Erhöhung der Spannung des Blasenschließmuskels sowie Verschlechterung der Regulation der Herztätigkeit. Diese Beschwerden werden unter dem Begriff der anticholinergen Nebenwirkungen zusammengefaßt. Anticholinerge Nebenwirkungen bilden sich weitgehend zurück, wenn der Arzt die Dosis erniedrigt.

Kreislaufregulationsstörungen mit niedrigem Blutdruck und vermehrter Speichelfluß Zusätzlich kann es zu Kreislaufregulationsstörungen mit niedrigem Blutdruck und zu vermehrtem Speichelfluß kommen. Kreislaufregulationsstörungen treten vor allen Dingen zu Beginn der Behandlung auf und bessern sich meist im Laufe der Zeit von selbst.

Bewegungsstörungen Unter der Therapie mit hochpotenten Neuroleptika kommt es häufiger als bei niederpotenten Neuroleptika zu verschiedenen Bewegungsstörungen. Diese werden als Frühdyskinesien, medikamentös bedingtes Parkinson-Syndrom und Akathisie bezeichnet.

Frühdyskinesien sind Verkrampfungen der Zungen-Schlundmuskulatur oder Blickkrämpfe mit dem Zwang, nach oben zu schauen. Sie treten meist in den ersten Tagen der Behandlung mit Neuroleptika auf.

Bei Kindern und Jugendlichen kann es in seltenen Fällen zu Stimmritzenkrämpfen mit Atemnot kommen. Eltern dürfen aus diesem Grund Neuroleptika, die ihnen verschrieben wurden, auf keinen Fall ihren Kindern zur Beruhigung geben.

Medikamentöses Parkinson-Syndrom Dabei spüren die Patienten, daß sie unbeweglich werden und daß besonders feine Bewegungen, wie z.B. Auf- und Zuknöpfen der Kleidung, Schreiben oder Spielen eines Musikinstruments, schwerer fallen. Familienangehörige bemerken, daß die Patienten ihre Arme beim Gehen weniger mitbewegen und daß das Gesicht starr und maskenhaft erscheint. Frühdyskinesien und medikamentöses Parkinson-Syndrom bessern sich unter der Behandlung mit dem Antiparkinsonmittel Biperiden sehr schnell.

Akathisie   Darunter versteht man eine ausgesprochen quälende Unruhe, die meist in den Beinen empfunden wird. Die Patienten verspüren den Drang, umherzulaufen, auf der Stelle zu treten oder die Beine in anderer Weise ständig in Bewegung zu halten. Diese Bewegungsstörung bessert sich in der Regel nicht von selbst und spricht kaum auf eine Behandlung mit Biperiden oder anderen Antiparkinsonmitteln an. Deshalb ist es notwendig, die Dosierung der hochpotenten Neuroleptika zu reduzieren oder das Medikament zu wechseln.

Die genannten Bewegungsstörungen sind – abgesehen von den seltenen Stimmritzenkrämpfen bei Kindern und Jugendlichen – zwar unangenehm, jedoch vorübergehend und ungefährlich.

Das maligne neuroleptische Syndrom   Ein sehr seltenes, aber unter Umständen lebensbedrohliches Zustandsbild ist das maligne neuroleptische Syndrom. Die Muskulatur wird steif, Haut und Schleimhäute werden blaß: Es entwickelt sich hohes Fieber, Herzrasen, der Blutdruck schwankt. In einem solchen Zustand reagiert der Patient kaum, wenn man ihn anspricht. Der Arzt muß in solchen Fällen die Neuroleptika sofort absetzen und den Patienten auf die Intensivstation eines Krankenhauses einweisen.

Hautausschläge   In den ersten Wochen einer Neuroleptikabehandlung kann es, wie bei allen Medikamenten, zu Hautausschlägen kommen. In der Regel kann die Behandlung trotzdem fortgesetzt werden. Manche Neuroleptika verursachen eine vermehrte Empfindlichkeit gegenüber Sonnenlicht. Von ausgedehnten Sonnenbädern ist deshalb abzuraten.

Blutbild- und Leberschäden   Bei der Therapie mit Neuroleptika können Blutbild- und Leberschäden auftreten. Aus diesem Grund muß der Arzt besonders zu Beginn der Behandlung regelmäßig das Blutbild und die Leberenzyme im Blutserum kontrollieren.

Störungen der Hormonregulation   Auch die Hormonregulation wird durch Neuroleptika beeinflußt. Unter der Behandlung kommt es zur vermehrten Ausschüttung von Prolaktin, einem Hormon des Hinterlappens der Hirnanhangsdrüse (Hypophyse). Hierdurch können bei Frauen Zyklusstörungen, Absonderungen von Milch aus den Brustdrüsen und Abnahme des sexuellen Verlangens, bei Männern Potenzstörungen auftreten. Diese Nebenwirkungen hängen von der Dosierung ab und bessern sich im Laufe der Zeit meist von selbst.

Welche Nebenwirkungen können bei einer längerfristigen Behandlung mit Neuroleptika auftreten?

Blutbild- und Leberschäden   Je länger eine Behandlung durchgeführt wird, desto seltener kommt es zu Blutbild- oder Leberschäden. Trotzdem sind auch später Kontrolluntersuchungen erforderlich. Schizophreniekranke sollten deshalb mindestens alle drei Monate zu ihrem Arzt, auch wenn sie nichts von ihrer Krankheit spüren sollten und die Medikamente gut vertragen.

Bewegungsstörungen   Auch nach einer längeren Behandlungszeit kann es zu Frühdyskinesien, Parkinson-Syndromen und Akathisie kommen, insbesondere bei einer Erhöhung der Neuroleptikadosierung. Eine andere Gruppe von Bewegungsstörungen tritt frühestens nach einer Behandlungsdauer von einem Jahr auf. Deshalb nennt man sie Spätdyskinesien. Sie äußern sich in der Regel in unwillkürlichen Bewegungen der Zungen-, Mund- und Gesichtsmuskulatur. Spätdyskinesien sind nicht schmerzhaft. Die Patienten bemerken sie in der Regel nur, wenn sie in den Spiegel schauen.

Leichtere Formen von Spätdyskinesien sind leider recht häufig. 15–20% der Patienten müssen mit dieser Nebenwirkung rechnen. Ältere Menschen und Patienten, die während der Akutbehandlung unter schweren akuten Bewegungsstörungen gelitten haben, scheinen besonders gefährdet zu sein.

Wenn erste Anzeichen von Spätdyskinesien zu beobachten sind, wird der Arzt die medikamentöse Therapie überprüfen und gegebenenfalls ändern, indem er beispielsweise ein atypisches Neuroleptikum einsetzt (s. Seite 77 ff.). Trotzdem kommt es vor, daß sich die Spätdyskinesien nicht mehr vollständig zurückbilden.

Appetitsteigerung und Gewichtszunahme Viele Psychopharmaka steigern den Appetit und verursachen Heißhunger, vor allen Dingen auf Süßigkeiten. Aus diesem Grund nehmen Patienten, die Neuroleptika einnehmen, nicht selten an Körpergewicht zu.

Es ist immer schwer, diese überflüssigen Pfunde wieder loszuwerden. Deshalb ist es wichtig, das Gewicht regelmäßig zu kontrollieren, um frühzeitig Gegenmaßnahmen ergreifen zu können.

Wenn eine Gewichtszunahme von mehr als 3–4 Kilogramm erkennbar ist, sollte man aufpassen. Süßigkeiten, aber auch Erdnüsse, Kartoffelchips und ähnliches Gebäck sollten dann durch Obst, zuckerhaltige Getränke durch kalorienarme ersetzt werden. Führt das noch nicht zum Erfolg, empfiehlt es sich, das Essen bei den Hauptmahlzeiten zu portionieren, also vorher festzulegen, wieviel man essen will. Wenn alle Bemühungen, das Essen unter Kontrolle zu bekommen, scheitern, muß das Abnehmen auf die Zeit nach der akuten Krankheit verschoben werden. Von rigorosen Diäten und Abmagerungskuren ist in jedem Fall abzuraten.

Wer sollte keine Neuroleptika einnehmen?

Die meisten mittel- bis niederpotenten, aber auch einige hochpotente Neuroleptika haben ausgeprägte anticholinerge Wirkungen (Mundtrockenheit, Verstopfung usw.). Diese Neuroleptika müssen bei Patienten mit »grünem Star« (Engwinkelglaukom), erheblich vergrößerter Prostata, Verengung des Magenausgangs (Pylorusstenose) und schweren Herz,- Leber und Nierenerkrankungen sehr vorsichtig dosiert werden.

Ältere, körperlich gebrechliche Menschen und Personen mit schweren Herz-, Leber- und Nierenerkrankungen vertragen Neuroleptika nicht besonders gut. Deshalb sollten alle Neuroleptika, auch solche mit geringen anticholinergen Wirkungen, sehr vorsichtig dosiert werden.

Bei Vergiftungen mit Psychopharmaka oder Schlafmitteln, bei Vorliegen eines malignen neuroleptischen Syndroms oder bei anderen schweren akuten körperlichen Krankheiten dürfen keine Neuroleptika gegeben werden.

Atypische Neuroleptika

Atypische Neuroleptika sind Psychopharmaka, die eine gute ordnende Wirkung haben und dabei kaum Bewegungsstörungen verursachen. Zu den atypischen Neuroleptika rechnet man unter anderem einige ältere Präparate wie Perazin, Thioridazin oder Zotepin. Bei diesen Medikamenten handelt es sich um mittel- bis niederpotente Neuroleptika, die eine verhältnismäßig stark ausgeprägte ordnende Wirkung haben.

Sulpirid – ebenfalls ein älteres Präparat – hat keine beruhigende Wirkung, obwohl es ein niederpotentes Neuroleptikum ist. Die ordnende Wirkung tritt erst bei Tagesdosen ab 800–1000 mg ein.

Einige neuere hochpotente Neuroleptika verursachen ebenfalls erheblich weniger Bewegungsstörungen als die typischen klassischen Neuroleptika. Zu diesen neueren Substanzen zählen Risperidon, Olanzapin und Sertindol.

Was ist Clozapin?

Unter den atypischen Neuroleptika nimmt Clozapin eine Sonderstellung ein. Es wird nur dann verschrieben, wenn andere Neuroleptika von den Nebenwirkungen her nicht vertragen wurden oder sich die Krankheitssymptome unter der Behandlung mit anderen Neuroleptika nicht ausreichend gebessert haben.

Clozapin verursacht keine Bewegungsstörungen (Frühdyskinesien, medikamentös bedingtes Parkinson-Syndrom und Akathisie). Deshalb wird Clozapin häufig bei Patienten eingesetzt, die auf die Behandlung mit anderen Neuroleptika mit ausgeprägten Bewegungsstörungen reagiert haben.

Spätdyskinesien (unwillkürliche Bewegungen der Zungen-, Mund- und Gesichtsmuskulatur) treten bei einer Behandlung mit Clozapin nicht auf. Es beeinflußt auch die Hormonregulation nicht. Deshalb kommt es bei Frauen nicht zu Zyklusstörungen, Absonderungen von Milch aus den Brustdrüsen und Abnahme des sexuellen Verlangens, und Männer müssen keine Potenzstörungen aufgrund dieser für andere Neuroleptika charakteristischen Nebenwirkung befürchten.

Anticholinerge Nebenwirkungen und Kreislaufstörungen Clozapin verursacht in höheren Dosierungen – ähnlich wie andere mittel- bis niederpotente Neuroleptika – häufig anticholinerge Nebenwirkungen (Mundtrockenheit, Verstopfung, unscharfes Sehen, Erhöhung der Spannung des Blasenschließmuskels und Verschlechterung der Regulation der Herztätigkeit), die sich – wie bei anderen Neuroleptika – weitgehend zurückbilden, wenn der Arzt die Dosis erniedrigt.

Zusätzlich kommt es häufiger als bei anderen Neuroleptika zu Kreislaufregulationsstörungen mit niedrigem Blutdruck. Deshalb muß der Arzt eine Clozapinbehandlung mit einer sehr niedrigen Dosis beginnen und darf diese nur langsam steigern. Kreislaufregulationsstörungen treten vor allen Dingen zu Beginn der Behandlung auf und bessern sich im Laufe der Zeit von selbst.

Blutbildschäden Bei der Behandlung mit Clozapin treten Blutbildschäden häufiger auf als bei anderen Neuroleptika. Bei 2 bis 3 von 1000 Behandlungen mit Clozapin sinkt die Anzahl bestimmter Blutzellen, der Granulozyten, ab. Dieses Absinken nennt man Leukozytopenie bei leichteren und Agranulozytose bei schwereren Formen. Die Granulozyten sind diejenigen weißen Blutkörperchen, deren Aufgabe in der Abwehr von Infektionen besteht. Wenn dem Körper zu wenige Granulozyten zur Verfügung stehen, ist die körpereigene Abwehr geschwächt. Das kann unter Umständen lebensgefährlich sein.

Weil die Verminderung der Granulozyten-Anzahl so gefährlich ist, muß der Arzt das Blutbild häufiger kontrollieren als bei der Gabe anderer Neuroleptika: in den ersten 18 Wochen der Behandlung wöchentlich, danach monatlich.

Patienten sollten selbst an diese Kontrolluntersuchungen denken und mindestens einmal im Monat ihren Arzt aufsuchen, auch wenn sie nichts von ihrer Krankheit spüren sollten.

Wenn während der Behandlung mit Clozapin Fieber, Halsschmerzen oder andere körperliche Krankheitssymptome auftreten, sollte der Patient umgehend den Arzt aufsuchen. Dort muß dann sofort das Blutbild kontrolliert und die Anzahl der Granulozyten bestimmt werden.

Wegen der erhöhten Gefahr einer Blutbildschädigung sollte Clozapin nicht mit Medikamenten kombiniert werden, die selbst das Blutbild schädigen können. Das betrifft viele, aber nicht alle anderen Neuroleptika, viele Antidepressiva und einige andere Medikamente. Aus diesem Grund sollte bei einer Behandlung mit Clozapin auf andere Medikamente verzichtet werden, soweit das möglich ist.

Andere Nebenwirkungen   Das maligne neuroleptische Syndrom tritt unter Clozapin genauso häufig auf wie unter anderen Neuroleptika; Appetitsteigerung und Heißhunger sind eher häufiger. Aus diesem Grund nehmen viele Patienten, die Clozapin einnehmen, an Gewicht zu.

In den ersten Wochen einer Clozapinbehandlung kann es, wie bei allen Medikamenten, zu Hautausschlägen kommen. In der Regel kann die Behandlung trotzdem fortgesetzt werden. Clozapin kann auch eine vermehrte Empfindlichkeit für Sonnenlicht verursachen. Von ausgedehnten Sonnenbädern ist deshalb abzuraten.

Antiparkinsonmittel als Medikamente gegen die Nebenwirkungen der Neuroleptika

Unter hochpotenten Neuroleptika kann es, vor allem bei hoher Dosierung, zu Bewegungsstörungen kommen. (Frühdyskinesien, Akathisie, Parkinson-Syndrom, s. Seite 73 ff.). Besonders bei einer schweren akuten Krankheit muß aber der Arzt so behandeln, daß die ordnende und beruhigende Wirkung der Neuroleptika möglichst rasch eintritt. Mit anderen Worten: Er kommt oft nicht um eine hohe Dosierung herum.

Ein Patient, der sich ohnehin nur auf Drängen anderer Personen zu einer Behandlung entschlossen hat, wird unter Umständen die weitere Behandlung verweigern, wenn unangenehme Nebenwirkungen auftreten. Viele Psychiater geben aus diesem Grund zusätzlich zu den Neuroleptika von vornherein ein Antiparkinsonmittel, in der Regel Biperiden (Akineton®). Andere warten ab und verordnen Biperiden nur dann, wenn Bewegungsstörungen tatsächlich auftreten. Mit beiden Behandlungsvarianten lassen sich Frühdyskinesien und Parkison-Syndrome recht gut abmildern.

Bei Akathisien wirken Antiparkinsonmittel allerdings nur wenig. Hier hat der Arzt mehrere Möglichkeiten. Er kann versuchen, die Bewegungsunruhe mit Tranquilizern, dem Neuroleptikum Promethazin oder mit β-Rezeptorenblockern abzumildern. Sinnvoll ist es in jedem Fall, die Dosis der hochpotenten Neuroleptika zu erniedrigen und die der niederpotenten zu erhöhen.

Andere Psychopharmaka

Bei der Behandlung der Schizophrenie und der schizophrenieähnlichen Störungen werden außer den Neuroleptika noch eine Reihe anderer Psychopharmaka eingesetzt. Einige dieser Medikamente unterstützen die ordnende und beruhigende Wirkung der Neuroleptika, einige verbessern die Stimmungslage und fördern den Antrieb, wieder andere unterstützen die vorbeugende Wirkung der Neuroleptika.

Beruhigungs- und Schlafmittel

Beruhigungsmittel werden in der medizinischen Fachsprache als Tranquilizer, Schlafmittel als Hypnotika bezeichnet. Die meisten Tranquilizer und Hypnotika gehören von ihrem chemischen Aufbau her zur Stoffgruppe der Benzodiazepine. Benzodiazepine werden sehr häufig verordnet. Sie beruhigen, beseitigen Angstzustände, fördern den Schlaf und haben zudem eine entspannende Wirkung auf die Muskulatur. Schädigungen des Blutbildes, der Leber, der Niere oder anderer innerer Organe treten nicht auf. Überhaupt haben diese Medikamente nur einen einzigen

Nachteil: Nach längerer Einnahme können sie auch in niedriger Dosierung zur körperlichen Abhängigkeit führen. Aus diesem Grund sollten sie grundsätzlich nur vorübergehend eingenommen werden.

● Im Rahmen der Behandlung der Schizophrenie und der schizophrenieähnlichen Störungen werden diese Medikamente von verschiedenen Ärzten in unterschiedlichem Umfang eingesetzt. Manche verordnen sie nur bei schweren Angst- und Unruhezuständen, die sich unter der Gabe von Neuroleptika allein nicht ausreichend bessern. Andere geben sie zu Beginn der Behandlung der akuten Krankheit sehr häufig, um die Neuroleptika niedriger dosieren zu können. Beide Vorgehensweisen sind möglich. Wichtig dabei ist, sie nur für eine möglichst kurze Zeit einzunehmen, damit keine körperliche Abhängigkeit entsteht.

Antidepressiva

Antidepressiva helfen bei psychischen Krankheiten, die mit einem Mangel an Freude, Schwung und Initiative einhergehen. Sie wirken angstlösend, hellen die gedrückte Stimmung auf und fördern dadurch den Antrieb. Sie werden deshalb bei Depressionen und schizodepressiven Episoden, aber auch zur Behandlung von Negativsymptomen eingesetzt. Die stimmungsaufhellende und antriebsfördernde Wirkung der Antidepressiva tritt nicht sofort, sondern erst nach einigen Wochen ein.

● Bei Depressionen wird der Arzt mit einer Behandlung beginnen, sobald er die Diagnose gestellt hat. Bei schizodepressiven Episoden und vor allem bei Negativsymptomen sollte vor einer Behandlung mit Antidepressiva das Abklingen der schizophrenen Akutsymptome abgewartet werden. Ansonsten besteht die Gefahr, daß sich die Akutsymptome langsamer zurückbilden.

Welche Arten von Antidepressiva gibt es?

Die verschiedenen Antidepressiva unterscheiden sich in ihrem chemischen Aufbau und in ihren Wirkungen und Nebenwirkungen recht deutlich voneinander.

Tri- und tetrazyklische Antidepressiva gehören zu den am längsten bekannten Psychopharmaka. Sie wirken in der Regel beruhigend und schlaffördernd. Leider haben sie viele Nebenwirkungen.

Reine Serotoninwiederaufnahmehemmer haben keine beruhigende Wirkung.

Monoaminoxidasehemmer (MAO-Hemmer) haben bei der Behandlung von Depressionen ähnliche Vor- und Nachteile wie die reinen Serotoninwiederaufnahmehemmer. Bei schizoaffektiven Episoden und Negativsymptomen werden sie nur selten verschrieben.

In den letzten Jahren sind eine Reihe anderer, chemisch sehr unterschiedlicher Antidepressiva entwickelt worden. Auch diese Medikamente haben nur wenige Nebenwirkungen. Manche von ihnen helfen jedoch nicht bei Unruhe und Schlafstörungen (Tabelle 5, s. Seite 83).

Welche Nebenwirkungen können auftreten?

Bei der Behandlung mit tri- oder tetrazyklischen Antidepressiva ist mit ähnlichen Nebenwirkungen wie bei der Behandlung mit niederpotenten Neuroleptika oder Clozapin zu rechnen.

Müdigkeit Schläfrigkeit und Müdigkeit sind Begleiterscheinungen der beruhigenden Wirkung tri- und tetrazyklischer Antidepressiva. Sie sind in den ersten Tagen der Behandlung besonders ausgeprägt und bessern sich dann ohne weitere Maßnahmen.

Anticholinerge Nebenwirkungen Anticholinerge Nebenwirkungen äußern sich, ähnlich wie bei niederpotenten Neuroleptika, in Mundtrockenheit, Verstopfung, unscharfem Sehen, Blasenentleerungsstörungen und verminderter Leistungsfähigkeit durch verschlechterte Regulation der Herztätigkeit. Reine Serotoninwiederaufnahmehemmer, MAO-Hemmer und die meisten anderen Antidepressiva verursachen diese Beschwerden überhaupt nicht oder nur in geringem Ausmaß.

Kreislaufregulationsstörungen mit niedrigem Blutdruck Kreislaufregulationsstörungen mit niedrigem Blutdruck werden vor

Kreislaufregulationsstörungen mit niedrigem Blutdruck Kreislaufregulationsstörungen mit niedrigem Blutdruck werden vor allem durch trizyklische Antidepressiva verursacht. Sie sind unterschiedlich häufig. 10% der jüngeren, körperlich gesunden Patienten, aber etwa 50% der älteren, herzkranken Patienten müssen mit diesen Nebenwirkungen rechnen. Bei jüngeren Patienten treten sie zu Beginn der Behandlung auf und bessern sich dann meist von selbst. Wenn es bei älteren Patienten zu Kreislaufregulationsstörungen kommt, wird der Arzt die Behandlung in der Regel abbrechen und auf eine andere Gruppen von Antidepressiva umstellen.

Appetitsteigerung Tri- und tetrazyklische Antidepressiva steigern den Appetit und verursachen Heißhunger, vor allen Dingen auf Süßigkeiten. Diese Nebenwirkungen treten bei anderen Substanzgruppen selten oder überhaupt nicht auf.

●**Tab. 5: Antidepressiva (1)**
Tri- und tetrazyklische Antidepressiva

Substanz	Handelsnamen	Tagesdosis
Amitriptylin	z. B. Saroten	75–300 mg
Amitriptylinoxid	Equilebrin	75–300 mg
Clomipramin	z. B. Anafranil	75–300 mg
Desipramin	Pertofran	75–300 mg
Dibenzepin	Noveril	240–720 mg
Dosulepin	Idom	25–50 mg
Doxepin	z. B. Aponal	75–300 mg
Imipramin	z. B. Tofranil	75–300 mg
Lofepramin	Gamonil	105–210 mg
Melitracen	Trausabun	75–250 mg
Nortriptylin	Nortrilen	30–300 mg
Trimipramin	z. B. Stangyl	75–400 mg
Maprotilin	z. B. Ludiomil	75–225 mg
Mianserin	Tolvin	30–120 mg

Blutbild- und Leberschäden Bei der Behandlung mit Antidepressiva, vor allem mit trizyklischen, können Blutbild- und Leberschäden auftreten. Aus diesem Grund muß der Arzt regelmäßig die entsprechenden Blutwerte kontrollieren.

Andere Unverträglichkeitserscheinungen In den ersten Wochen einer Antidepressivabehandlung kann es, wie bei allen Medikamenten, zu Hautausschlägen kommen. In der Regel kann die Behandlung trotzdem fortgesetzt werden.

●**Tab. 6: Antidepressiva (2)**
Andere Antidepressiva

Substanz	Handelsnamen	Tagesdosis
Mirtazapin	Remergil	15–45 mg
Nefazedin	Nefadar	400–600 mg
Trazodon	Thombran	100–400 mg
Venlafaxin	Trevilor	150–375 mg
Viloxazin	Vivalan	200–500 mg
Reine Serotonin-Wiederaufnahmehemmer		
Citalopram	Cipramil, Sepram	20–60 mg
Fluoxetin	z. B. Fluctin	20–60 mg
Fluvoxamin	Fevarin	100–300 mg
Paroxetin	Seroxat, Tagonis	20–50 mg
Sertralin	Gladem, Zoloft	50–200 mg
MAO-Hemmer		
Tranylcypromin	Jatrosom, Parnate	10–60 mg
Moclobemid	Aurorix	150–600 mg
Pflanzliche Antidepressiva		
Johanniskraut-extrakt	z. B. Helarium, Remotiv	300–900 mg
		Stand: 5/98

Kontrolluntersuchungen   Vor Beginn der Behandlung, vor allem mit trizyklischen Antidepressiva, wird der Arzt eine allgemeine körperliche Untersuchung durchführen, ein EKG anfertigen sowie die Anzahl der Blutzellen (das Blutbild), die Leberenzyme und die Nierenwerte im Blutserum bestimmen. Insbesondere bei älteren Männern ist zudem eine Tastuntersuchung der Prostata erforderlich.

Blutbild und Leberenzyme müssen bei tri- und tetrazyklischen Antidepressiva zwei Monate lang alle zwei Wochen, dann vier Monate lang monatlich und dann vierteljährlich untersucht werden.

Bei dem Antidepressivum Mianserin sind Blutbildschäden besonders häufig beobachtet worden. Deshalb müssen Blutbilduntersuchungen während der ersten drei Behandlungsmonate jede Woche stattfinden.

Nebenwirkungen der Serotonin-Wiederaufnahmehemmer   In den ersten Tagen der Behandlung mit Serotonin-Wiederaufnahmehemmern kann es zu Unruhe, Schlafstörungen und Übelkeit kommen. Diese Symptome bilden sich in der Regel von selbst zurück.

Störungen des sexuellen Verlangens und der Potenz sind bei einer Behandlung mit Serotonin-Wiederaufnahmehemmern nicht selten. Wenn die Störungen sich nicht zurückbilden, ist eine Umstellung auf andere Substanzen in Erwägung zu ziehen.

Die Dosierung von Antidepressiva

Antidepressiva müssen, wie alle Psychopharmaka, genau dosiert werden. Wenn sie zu niedrig dosiert werden, wirken sie nicht. Wenn sie zu hoch dosiert werden, treten unter Umständen Vergiftungserscheinungen auf. Das gilt insbesondere für tri- und tetrazyklische Antidepressiva. Aus diesen Gründen sollten Patienten die verordnete Dosis nie auf eigene Faust ändern oder gar die Medikamente selbst absetzen.

Bei den meisten Antidepressiva wird die Dosis innerhalb von 1–2 Wochen allmählich gesteigert. Dadurch können Nebenwirkungen, insbesondere Kreislaufstörungen mit niedrigem Blutdruck, abgemildert werden.

Ältere Menschen vertragen tri- und tetrazyklische Antidepressiva wesentlich schlechter als jüngere Erwachsene oder Personen mittleren Alters. Bei den üblichen Dosierungen kann es zu Verwirrtheits- und Unruhezuständen kommen. Deshalb müssen sie in der Regel niedriger dosiert werden. Das wiederum schränkt ihre Wirksamkeit ein. Aus diesem Grund werden ältere Patienten häufig mit reinen Serotonin-Wiederaufnahmehemmern oder mit anderen Antidepressiva ohne anticholinerge Nebenwirkungen behandelt.

Warnhinweis

Trizyklische Antidepressiva können insbesondere bei Kindern und Jugendlichen zu lebensbedrohlichen Vergiftungen führen. Eltern dürfen aus diesem Grund Antidepressiva, die ihnen verschrieben wurden, auf keinen Fall ihren Kindern zur Beruhigung geben. Antidepressiva müssen – wie alle Medikamente – so aufbewahrt werden, daß Kinder keinen Zugriff haben.

Medikamente zur vorbeugenden Behandlung schizoaffektiver Episoden: Lithium und Carbamazepin

Lithium

Was ist Lithium? Lithium ist ein Metall, das in verschiedenen Gesteinsarten vorkommt. Lithiumsalze werden unter anderem bei der Herstellung von Aluminium und als Bestandteil von Batterien für Quarzuhren, Photoapparate und tragbare Computer verwendet. Nur ein kleiner Teil der Produktion dient medizinischen Zwecken.

Akutbehandlung und vorbeugende Behandlung mit Lithium Bei Manien und schizomanischen Störungen kann Lithium zur Akutbehandlung und zur vorbeugenden Behandlung eingesetzt werden. Bei Depressionen und schizodepressiven Störungen wirkt es in erster Linie vorbeugend. Es unterdrückt die Akutsymptome und schützt vor dem Wiederauftreten der Erkrankung, ohne andere psychische Funktionen zu beeinträchtigen.

Bis die Lithiumwirkung bei der Akutbehandlung einsetzt, dauert es allerdings einige Tage. Zudem hat Lithium keine ordnende Wirkung auf das Denken und die Wahrnehmung. Bei schizomanischen Episoden wird deshalb Lithium nie allein, sondern immer in Kombination mit Neuroleptika gegeben.

Lithiumpräparate Medikamente enthalten Lithium in Form von Salzen. So ist Lithiumazetat das Salz der Essigsäure, Lithiumcarbonat das Salz der Kohlensäure, und Lithiumsulfat das Salz der Schwefelsäure. Es spielt keine Rolle, welches Salz eine Lithiumtablette enthält. Medizinisch wirksam ist nur das Lithium.

Bei einigen Präparaten wird der Wirkstoff verzögert freigesetzt. Damit erreicht man, daß Lithium langsamer in den Körper gelangt und die Konzentration im Blutserum nur wenig schwankt. Die verzögerte Freisetzung ist durch die Bezeichnung »retard« gekennzeichnet.

Lithiumaufnahme und -ausscheidung Lithium wird innerhalb von 1–3 Stunden fast vollständig aus dem Darm aufgenommen. Es wird ausschließlich über die Nieren aus dem Körper entfernt. Nach etwa 24 Stunden ist die Hälfte des aufgenommenen Lithiums ausgeschieden, wobei diese Zeit von Patient zu Patient schwankt.

Die Nieren benötigen zur Ausscheidung von Lithium ausreichend Wasser und Natrium in Form von Kochsalz. Wenn zu wenig Wasser und Kochsalz im Körper vorhanden sind, kann weniger Lithium ausgeschieden werden.

Dosierung Alle Psychopharmaka müssen genau dosiert werden. Wählt der Arzt eine zu niedrige Dosierung, wirken sie nicht. Bei zu hoher Dosierung kommt es zu unerwünschten Nebenwirkungen.

Bei Lithiumpräparaten ist es besonders wichtig, nicht zu viel und nicht zu wenig einzunehmen, da unangenehme Überdosierungserscheinungen sehr schnell in gefährliche Vergiftungen übergehen können. Zudem wird Lithium von verschiedenen Personen in unterschiedlichem Umfang in den Körper aufgenommen. Deshalb muß während der gesamten Zeit der Behandlung regelmäßig die Lithiumkonzentration im Blutserum bestimmt werden.

Beginn der vorbeugenden Behandlung Der Arzt wird die vorbeugende Behandlung in der Regel mit einer sehr niedrigen Dosis von etwa einer halben bis einer Tablette eines Lithiumpräparats beginnen. Eine solche Dosierung wird bei keinem Patienten Überdosierungserscheinungen hervorrufen.

Nach etwa einer Woche wird die Lithiumkonzentration im Blutserum bestimmt. Je nach dem Ergebnis der Bestimmung wird die Dosis erhöht, so daß die Lithiumkonzentration etwa 0,6 mmol/l beträgt. Dabei verhalten sich Dosierung und Lithiumkonzentration direkt proportional: Eine Verdoppelung der Dosierung führt auch zu einer Verdoppelung der Serumkonzentration.

Nach einer weiteren Woche wird erneut Blut abgenommen. Die Lithiumkonzentration wird dann auf einen Wert zwischen 0,6 und 0,8 mmol/l eingestellt. Wenn unter dieser Dosis Nebenwirkungen auftreten, kann die vorbeugende Behandlung auch mit einer Blutserumkonzentration von 0,3 bis 0,6 mmol/l durchgeführt werden. Manche Patienten vertragen nicht mehr und brauchen auch nicht mehr. Bei Blutserumkonzentrationen unter 0,3 mmol/l ist Lithium fast immer ohne Wirkung.

Die vorbeugende Wirkung setzt manchmal sofort, manchmal aber auch erst nach einem halben bis einem Jahr ein. Wenn nach einem halben Jahr noch schizoaffektive Episoden auftreten, kann die Behandlung versuchsweise mit einer Blutserumkonzentration von 0,8 bis 1,0 mmol/l durchgeführt werden.

Akutbehandlung Bei der Akutbehandlung wird die Dosis schneller gesteigert. Außerdem sind höhere Dosierungen erforderlich. Akut wirksam sind Konzentrationen im Blutserum von 1,0–1,2 mmol/l.

Regelmäßige Einnahme Der Arzt verschreibt Lithiumpräparate üblicherweise zur Einnahme am Morgen und am Abend. Es ist jedoch auch möglich, die gesamte Dosis am Abend zu nehmen. Das hat den Vorteil, daß ein Teil der Nebenwirkungen verschlafen wird und den Nachteil, daß die Lithiumkonzentration im Blutserum im Verlauf des Tages etwas schwankt. Diese Schwankungen gefährden den Therapieerfolg in der Regel nicht. Lithium schützt allerdings nur bei regelmäßiger Einnahme vor dem Wiederauftreten der Krankheit.

Nebenwirkungen Die meisten Menschen, die ständig Medikamente einnehmen müssen, haben Bedenken, ob ihnen diese auf lange Sicht nicht eher schaden als nützen. Diese Bedenken sind grundsätzlich berechtigt, denn Arzt und Patient müssen bei jeder langfristigen Behandlung erwünschte Wirkungen und unerwünschte Begleiterscheinungen gegeneinander abwägen.

Das gilt natürlich auch für die Behandlung mit Lithium, unter der es relativ häufig zu Nebenwirkungen kommt. Manche stören nur wenig und bilden sich rasch wieder zurück, andere können aber auch sehr unangenehm sein. Die einzige Gefahr bei der Lithiumbehandlung, die Überdosierung mit Vergiftungserscheinungen, ist allerdings selten und bei entsprechender Sorgfalt vermeidbar.

Die Angst vor Nebenwirkungen kann auch bei der Lithiumtherapie dazu führen, daß Nebenwirkungen und Krankheitssymptome miteinander verwechselt werden. Auf der anderen Seite verführt eine allzu sorglose Einstellung möglicherweise dazu, ernsthafte Nebenwirkungen zu übersehen.

Jeder Patient sollte deshalb die Nebenwirkungen, die er verspürt, dem Arzt mitteilen, selbst wenn sie harmlos zu sein scheinen. Hier gilt noch mehr als bei der Einnahme von Neuroleptika oder Antidepressiva: keine Behandlung auf eigene Faust.

Zittern Niemand ist in der Lage, seine Hand völlig ruhig zu halten. Das natürliche Zittern (Tremor) nimmt beispielsweise bei Aufregung oder Übermüdung zu.

Auch Lithium verstärkt das natürliche Zittern. Manchmal ist der Lithiumtremor so schwach, daß er kaum bemerkt wird, manchmal kann er aber auch sehr lästig sein. Meistens tritt er in den ersten Tagen der Behandlung auf und bildet sich rasch zurück.

Wenn sich der Lithiumtremor nach einigen Wochen nicht zurückgebildet hat, wird der Arzt versuchen, die Lithiumkonzentration auf einen Wert zwischen 0,3 und 0,6 mmol/l einzustellen. Wenn das Zittern sich daraufhin noch nicht ausreichend bessert, kann er zusätzlich mit Betarezeptorenblockern behandeln. Das sind Medikamente, die den Blutdruck senken, die Herzleistung drosseln und den natürlichen Tremor dämpfen.

Sollte der Tremor trotzdem sehr lästig bleiben, sollte Lithium abgesetzt und ein Behandlungsvesuch mit Carbamazepin unternommen werden.

Unterfunktion der Schilddrüse Bei 5–10% der mit Lithium behandelten Patienten kommt es zur Kropfbildung, bei 2–3% zu einer Unterfunktion der Schilddrüse. Die Kropfbildung läßt sich an einer Zunahme des Halsumfangs erkennen, eine beginnende Unterfunktion der Schilddrüse an Müdigkeit, Konzentrationsstörungen und ständiges Frieren. Durch Laboruntersuchungen kann der Arzt Veränderungen der Schilddrüsenfunktion erkennen, auch wenn sie sich noch nicht durch irgendwelche Symptome bemerkbar machen.

Störungen der Nierenfunktion Die Niere scheidet eine Reihe von Stoffwechselprodukten aus dem Körper aus. Diese Stoffwechselprodukte sind in Wasser gelöst. Normalerweise werden etwa 1–2 Liter Urin pro Tag produziert.

Lithium vermindert nicht selten die Fähigkeit der Nieren, den Urin zu konzentrieren. Die Urinmenge erhöht sich dadurch auf etwa 2–4 Liter, manchmal auch auf 6–8 Liter pro Tag. Diese Flüssigkeit muß dem Körper wieder zugeführt werden. Falls dies nicht geschieht, trocknet der Körper aus. Dabei steigt auch die Lithiumkonzentration im Blutserum an und es besteht die Gefahr einer Lithiumvergiftung.

Aus diesem Grund sollte ein Patient immer trinken, wenn er Durst hat und bei längeren Reisen immer eine ausreichende Menge alkoholfreier und kalorienarmer Getränke mit sich führen.

Gewichtszunahme   Lithiumpräparate können, ähnlich wie Antidepressiva und Neuroleptika, das natürliche Sättigungsgefühl unterdrücken (s. Seite 76, 79, 84) und Anfälle von Heißhunger auslösen. Die Gewichtszunahme unter der Lithiumbehandlung wird bei manchen Patienten teilweise durch Schilddrüsenunterfunktion verursacht.

Bei einer Schilddrüsenunterfunktion sind die Stoffwechselvorgänge verlangsamt. Dadurch verbraucht der Körper weniger Energie. Die Behandlung der Gewichtszunahme und der übrigen Symptome der Schilddrüsenunterfunktion besteht in der Gabe von Schilddrüsenhormonen.

Oft spielt auch das Trinken eine Rolle. Unter der Behandlung mit Lithium müssen die Patienten mehr Flüssigkeit zu sich nehmen. Die Getränke sollten allerdings alkohol- und zuckerfrei sein. Wer seinen Durst mit zuckerhaltigen Getränken stillt, nimmt natürlich schnell zu.

Weitere Nebenwirkungen   Gelegentlich kommt es in den ersten Wochen der Behandlung zu Wassereinlagerungen im Gesicht und an den Knöcheln. Manchmal können auch Magen- und Darmbeschwerden auftreten: Übelkeit, Bauchschmerzen und leichter Durchfall. Diese Symptome treten bei niedrigeren Lithiumkonzentrationen im Blutserum seltener auf und bilden sich in der Regel ohne weitere Gegenmaßnahmen zurück.

Regelmäßige Kontrolluntersuchungen   Bei der Behandlung mit Lithium sind vor und während der Behandlung Kontrolluntersuchungen erforderlich.

● Vor der Behandlung wird der Arzt den Patienten insbesondere nach früheren Krankheiten des Herzens, der Niere und der Schilddrüse sowie nach einer bestehenden Schwangerschaft befragen, ein EKG ableiten sowie Blutdruck und Körpergewicht feststellen. Er wird die Funktion der Nieren und der Schilddrüse mit Hilfe verschiedener Laboruntersuchungen überprüfen. Hierzu gehören neben einer Urinuntersuchung die Bestimmung von Harnstoff, Kreatinin und Harnsäure, die Schilddrüsenhormone (T3, T4) und das die Schilddrüse stimulierende Hormon (TSH) im Blutserum.

● In den ersten vier Wochen der Behandlung muß wöchentlich die Blutserumkonzentrationen von Lithium (man spricht auch vom Lithiumspiegel) bestimmt werden, danach ein halbes Jahr lang monatlich und später im Abstand von drei Monaten.

● Zusätzliche Bestimmungen der Blutserumkonzentration von Lithium sind jeweils eine Woche nach einer Veränderung der Dosis, aber auch bei Auftreten von Erbrechen, Durchfall, fieberhaften Erkrankungen und Symptomen einer Überdosierung erforderlich. Die Blutabnahme soll zwölf Stunden nach der letzten Lithiumeinnahme erfolgen. Der Patient muß dabei nicht nüchtern sein. Es erleichtert die Übersicht, wenn die Befunde der Lithiumspiegelbestimmungen in einen Lithium-Paß eingetragen werden.

Die Funktion der Nieren und der Schilddrüse sollte in Abständen von sechs bis zwölf Monaten überprüft werden. Bei Zunahme des Halsumfangs oder Zeichen einer Unterfunktion der Schilddrüse wird der Arzt eine Behandlung mit Schilddrüsenhormonen beginnen.

Wer sollte keine Lithiumpräparate einnehmen? Körperliche Erkrankungen mit erheblicher Beeinträchtigung des Allgemeinzustandes schließen eine Lithiumbehandlung grundsätzlich aus.

Patienten mit schweren Nierenfunktionsstörungen oder schweren Herzerkrankungen dürfen auf keinen Fall mit Lithium behandelt werden. Das gleiche gilt für Krankheiten, bei denen eine kochsalzarme Diät eingehalten werden muß. Auch bei Schiddrüsenunterfunktion, bei schwerem Bluthochdruck, bei Gicht und bei Myasthenia gravis (einer Muskelkrankheit) ist eine Lithiumbehandlung meist zu risikoreich.

Schwangerschaft und Stillzeit Frauen, die im Verlauf einer Lithiumbehandlung schwanger werden, bringen zwar meist gesunde Kinder zur Welt. Die Gefahr von Herz- und Gefäßmißbildungen ist allerdings erhöht. Deshalb sollten Frauen im gebärfähigen Alter empfängnisverhütende Maßnahmen ergreifen, solange die Behandlung andauert. Bei Kinderwunsch muß die Lithiumeinnahme in Absprache mit dem behandelnden Arzt unterbrochen werden.

Da Lithium in hohen Konzentrationen in die Muttermilch übergeht, dürfen Mütter, die stillen möchten, keine Lithiumpräparate einnehmen. Wenn eine Lithiumbehandlung unbedingt notwendig ist, muß abgestillt werden.

Wann liegt eine Lithiumvergiftung vor? Lithium ist ein Medikament, das sehr genau dosiert werden muß. Unangenehme Überdosierungserscheinungen können bei Lithiumkonzentrationen über 1,4–1,6 mmol/l leicht in Vergiftungen übergehen.

Schwere Vergiftungen mit Serumkonzentrationen über 3,5 mmol/ml können tödlich enden. Wenn sie überlebt werden, können Gehirnschäden zurückbleiben. Aus diesem Grund ist es wichtig, die möglichen Ursachen und die Symptome einer Lithiumvergiftung zu kennen.

Schwankende Lithiumkonzentration im Blutserum Mögliche Ursachen schwankender Lithiumkonzentrationen sind der Genuß großer Mengen von Kaffee, Flüssigkeits- und Salzverluste durch Schwitzen, Fieber, Erbrechen, Durchfall oder eine salzarme Diät sowie die Einnahme bestimmter Medikamente.

Kaffee Eine der häufigsten Ursachen für schwankende Lithiumkonzentration im Blut trotz zuverlässiger Einnahme ist der Kaffeegenuß. Kaffee – auch koffeinfreier – enthält Gerbstoffe, welche die Aufnahme von Lithium in den Darm beeinträchtigen und zusätzlich die Ausscheidung über die Nieren verstärken. Wenn ein Patient viel Kaffee trinkt, putscht er sich nicht nur auf, er verhindert auch die Lithiumaufnahme und fördert die Lithiumausscheidung. Das hat zur Folge, daß die Lithiumkonzentration im Blutserum absinkt. Wenn dieser Patient dann weniger Kaffee trinkt, steigt die Lithiumkonzentration an, und es kann zu Nebenwirkungen kommen.

Aus diesem Grund sollten Patienten, die Lithium einnehmen, Kaffee nur in Maßen zu sich nehmen und jeden Tag die gleiche Menge trinken.

Wie äußert sich eine Lithiumvergiftung, und was kann man dagegen tun?

Lithiumvergiftungen entwickeln sich nicht plötzlich, sondern allmählich. Einige Symptome registrieren die Patienten selbst, andere Symptome können von außenstehenden Personen besser beobachtet werden.

Die Patienten merken bei einer beginnenden Lithiumvergiftung (Serumkonzentrationen über 1,4–1,6 mmol/l), daß sie sich nicht mehr richtig konzentrieren können, keine rechte Kraft mehr in den Muskeln haben, und daß die Glieder schwer werden. Das Zittern ist stärker als sonst, es kommt zu darüber hinaus zu Magenschmerzen, Übelkeit und Durchfall.

Andere Personen beobachten oft, daß die Patienten schläfrig wirken, vermehrt zittern und nur noch undeutlich sprechen.

Patienten mit ausgeprägten Lithiumvergiftungen (über 3,5 mmol/l) können zudem nicht mehr richtig gehen und torkeln, als wären sie betrunken. Die Sprache wird immer undeutlicher. Es kann sogar zu epileptischen Anfällen und zu einem Versagen der Nierenfunktion kommen.

Erste Maßnahmen bei einer beginnenden Lithiumvergiftung: Wenn Symptome auftreten, die auf eine beginnende Lithiumvergiftung hinweisen, muß so schnell wie möglich eine Bestimmung der Lithiumkonzentration im Blutserum durchgeführt werden. Bis auf weiteres darf kein Lithium mehr eingenommen werden. Der Patient sollte viel trinken, am besten natriumreiches Mineralwasser. Natriumarmem Mineralwasser kann eine Prise Kochsalz beigemischt werden. Das Wasser darf aber auf keinen Fall zu salzig sein, weil dadurch Erbrechen hervorgerufen werden kann. Nach diesen ersten Hilfsmaßnahmen sollte der Patient so rasch wie möglich den behandelnden Psychiater oder die nächstgelegene psychiatrische Klinik aufsuchen.

Schwitzen In der heißen Jahreszeit verliert der Körper durch starkes Schwitzen vermehrt Flüssigkeit und Salze. Wenn weniger Wasser und Kochsalz im Körper vorhanden sind, kann auch weniger Lithium ausgeschieden werden. Dadurch steigt die Lithiumkonzentration im Blut an. Bei einer Lithiumbehandlung muß deshalb stets auf ausreichende Flüssigkeits- und Salzaufnahme geachtet werden.

Fieber, Erbrechen und Durchfall Erkrankungen, die mit Fieber, Erbrechen oder Durchfall einhergehen, haben zur Folge, daß der Körper Wasser und Salze verliert. Diese müssen wieder ersetzt werden. Bei Erbrechen und Durchfall ist es ratsam, sich nicht mit Tee und Zwieback, sondern mit einer klaren, möglichst fettarmen Suppe zu ernähren. Wenn das Erbrechen nicht aufhört, müssen Flüssigkeit und Salze mit einer Infusion zugeführt werden. Hierzu ist in der Regel eine Krankenhausbehandlung notwendig.

Abmagerungskuren, salzarme Diät Bei Abmagerungskuren werden weniger Salze mit der Nahrung zugeführt. Außerdem ist der Flüssigkeitsbedarf erhöht. Deshalb besteht auch hier die Gefahr des Wasser- und Salzmangels. Strenge Abmagerungskuren sind gefährlich.

Dies ist auch einer der Gründe dafür, daß sich Patienten, die Lithium einnehmen, nicht salzarm ernähren dürfen.

Behandlung mit Diuretika Diuretika sind Medikamente, die die Wasser- und Salzausscheidung fördern. Sie werden vor allem bei der Behandlung von Bluthochdruck und Herzschwäche eingesetzt. Eine gleichzeitige Behandlung von Lithium und Diuretika ist zwar möglich, erfordert jedoch besonders häufige Bestimmungen der körpereigenen Salze und der Lithiumkonzentration im Blutserum.

Behandlung mit Schmerz- und Rheumamitteln Viele Schmerz- und Rheumamittel bewirken einen Anstieg der Lithiumkonzentration im Blutserum. Eine gleichzeitige Behandlung mit Lithium erfordert deshalb besondere Vorsicht.

Wenn Schmerzen gedämpft oder Fieber gesenkt werden soll, bringt die Einnahme von Acetylsalicylsäure die wenigsten Risiken mit sich. Acetylsalicylsäure beeinflußt die Lithiumkonzentration nicht.

Bewußtlosigkeit, Operationen   Vor einer Operation, die in Vollnarkose durchgeführt wird, darf der Patient einige Stunden lang nicht essen und trinken. Der Narkosearzt muß deshalb vor und während des Eingriffs Wasser und Flüssigkeit durch Infusionen zuführen. Das gleiche gilt bei längerer Bewußtlosigkeit.

Da nicht alle Narkoseärzte und Chirurgen mit der Lithiumbehandlung vertraut sind, muß der Patient sie auf die Gefahren des Wasser- und Salzmangels hinweisen.

Behandlung mit Carbamazepin

Was ist Carbamazepin?   Carbamazepin ist ein seit langem bekanntes Medikament zur Behandlung von Epilepsien und anderen Krampfanfällen. Es wurde Mitte der 70er Jahre erstmals zur Vorbeugung und zur Behandlung psychischer Krankheiten eingesetzt.

Die bisherigen Erfahrungen zeigen, daß Carbamazepin bei der Akutbehandlung und bei der vorbeugenden Behandlung fast so gut wirksam ist wie Lithium. Die Wirkung von Lithium ist allerdings besser untersucht, das heißt, die Anzahl der Patienten, denen eine Behandlung mit Lithium geholfen hat, ist größer. Aus diesem Grund wird Carbamazepin in der Regel dann eingesetzt, wenn Lithium nicht geholfen hat, wenn es nicht vertragen wurde oder wenn andere Gründe gegen eine Lithiumbehandlung sprechen.

Wenn es trotz einer vorbeugenden Behandlung mit Lithium oder mit Carbamazepin wieder zu schizoaffektiven Episoden kommt, kann Lithium auch mit Carbamazepin und Neuroleptika kombiniert werden. Diese Kombination wird von den Patienten im allgemeinen recht gut vertragen.

Carbamazepinpräparate   Die auf dem Markt erhältlichen Präparate unterscheiden sich untereinander in erster Linie durch den Carbamazepingehalt. Bei einigen von ihnen wird der Wirkstoff verzögert freigesetzt. Die verzögerte Freisetzung ist – wie bei anderen Medikamenten auch – durch die Bezeichnung »retard« gekennzeichnet.

Carbamazepinaufnahme und -ausscheidung Carbamazepin wird sehr schnell und fast vollständig aus dem Darm aufgenommen. Es wird in der Leber abgebaut. Nach 13–17 Stunden ist die Hälfte des Wirkstoffes ausgeschieden. Die Leber bildet bei längerer Einnahme von Carbamazepin vermehrt Enzyme, die Carbamazepin abbauen. Deshalb verkürzt sich die Abbauzeit nach einigen Wochen. Einfache Carbamazepinpräparate müssen deshalb 3–4mal pro Tag, Retardpräparate zweimal pro Tag eingenommen werden.

Dosierung Auch Carbamazepin muß genau dosiert werden, und auch bei diesem Präparat sind Bestimmungen der Serumkonzentration erforderlich. Behandelt wird mit Serumkonzentrationen von 6–12 Mikrogramm pro Milliliter (µg/ml).

Nebenwirkungen In den ersten Tagen der Behandlung kann es zu Müdigkeit, Sehstörungen, Übelkeit und Schwindelgefühlen kommen. Diese Nebenwirkungen sind seltener, wenn die Dosis langsam innerhalb von 1–2 Wochen gesteigert wird. Kurz nach Beginn der Therapie können allergische Hautausschläge auftreten.

● Bei 10% der behandelten Patienten wird eine vorübergehende Verminderung der weißen Blutkörperchen beobachtet. Bei 2% bildet sie sich nicht zurück. Ebenfalls bei 2% sinkt die Anzahl der für die Blutgerinnung zuständigen Blutplättchen ab.

● Bei bleibenden Veränderungen der Blutbestandteile muß die Behandlung abgebrochen werden. Zeichen einer Verminderung der weißen Blutkörperchen sind eine größere Anfälligkeit für Infektionen aller Art und Veränderungen der Mundschleimhaut. Zeichen einer Verminderung der Blutplättchen sind eine vermehrte Neigung zu Blutergüssen oder langes Nachbluten von Verletzungen. Bei diesen Symptomen muß der behandelnde Arzt Blut abnehmen und dessen Bestandteile untersuchen.

● Carbamazepin kann die Leber angreifen, insbesondere wenn sie durch vorhergehende Erkrankungen bereits geschädigt ist. Auch Herzrhythmusstörungen können unter der Gabe von Carbamazepin zunehmen.

● Die Wirkung der hormonellen Empfängnisverhütung (»Pille«) kann unter der Behandlung mit Carbamazepin unzureichend sein. Es ist deshalb ratsam, auf andere Verhütungsmethoden auszuweichen.

Kontrolluntersuchungen Blutbild, Leberenzyme und Serumkonzentration von Carbamazepin müssen zunächst wöchentlich, nach einem Monat monatlich und nach drei Monaten vierteljährlich bestimmt werden. In halbjährlichen Abständen sollten auch die Schilddrüsenwerte überprüft werden.

Wer sollte keine Carbamazepinpräparate einnehmen? Carbamazepin ist im allgemeinen ein gut verträgliches Medikament. Bei bleibenden Blutbildveränderungen, Leberenzymerhöhungen und allergischen Hautausschlägen muß es jedoch abgesetzt werden.

Patienten mit ausgeprägten Herzrhythmusstörungen und schweren Leberschäden dürfen nicht mit Carbamazepin behandelt werden. Eine Kombination mit MAO-Hemmern ist nicht möglich.

Schwangerschaft und Stillzeit Kindesmißbildungen treten bei Frauen, die wegen einer Epilepsie mit Carbamazepin behandelt werden, etwas häufiger auf als bei gesunden Frauen, die keinerlei Medikamente nehmen. Da die Epilepsie allein ebenfalls ein erhöhtes Mißbildungsrisiko mit sich bringt, ist die Gefahr von carbamazepinbedingten Mißbildungen eher als gering anzusehen. Arzt und Patient müssen gemeinsam das Risiko eines erneuten Auftretens der Erkrankung und das Risiko einer Kindesmißbildung gegeneinander abwägen.

Die Elektrokrampftherapie

In den Jahren nach den ersten Erfolgsberichten der italienischen Psychiater Bini und Cerletti (1937, s. Seite 63) wurden zahlreiche Elektrokrampftherapien durchgeführt. Zu dieser Zeit war die Elektrokrampfbehandlung fast die einzige wirksame biologische Behandlungsmethode in der Psychiatrie.

Leider hatte die Behandlung zahlreiche Nebenwirkungen. Viele Patienten klagten nach der Behandlung über Muskelschmerzen, in schweren Fällen konnte es auch – wie bei großen epileptischen Anfällen – zu Knochenbrüchen kommen. Dadurch geriet die Elektrokrampftherapie rasch in Verruf.

Auch heute noch wird die Elektrokrampfbehandlung von vielen Menschen abgelehnt. Sie denken bei dem Wort »Elektroschock« nicht an eine Behandlungsmethode, sondern an eine Strafmaßnahme. Diese Einstellung ist nachvollziehbar, sachliche Gründe für eine radikale Ablehnung der Elektrokrampftherapie gibt es aber nicht.

In welchen Situationen wird eine Elektrokrampftherapie durchgeführt?

Elektrokrampftherapien werden im allgemeinen nur dann durchgeführt, wenn Psychopharmaka und andere Verfahren nicht ausreichend wirksam sind.

In erster Linie werden Patienten mit schweren Depressionen behandelt. Bei einer schweren akuten Schizophrenie schlagen die meisten Psychiater dann ein solches Verfahren vor, wenn akutkranke Patienten nicht essen und trinken, ständig daran denken, sich das Leben zu nehmen, oder wenn sich schwere Zustände von Erregung oder Hemmung nicht mit Psychopharmaka beeinflussen lassen.

Welche Untersuchungen sind vor einer Elektrokrampfbehandlung erforderlich?

Vor einer Elektrokrampftherapie wird der Arzt eine gründliche körperliche Untersuchung durchführen, Blut abnehmen, ein

EKG ableiten, eine Röntgenaufnahme des Brustkorbs anfertigen und ein Computertomogramm des Schädels herstellen. Anschließend wird der Narkosearzt das Narkoserisiko abschätzen.

Wie wird die Elektrokrampftherapie durchgeführt?

Heute werden Elektrokrampftherapien grundsätzlich unter Kurznarkose mit Gabe von muskelentspannenden Medikamenten durchgeführt. Dadurch kann es nicht mehr zu Knochenbrüchen kommen.

Bei der Behandlung müssen die Patienten nüchtern sein. Sobald der Narkosearzt das Narkosemittel und das muskelentspannende Medikament in die Vene eingespritzt hat, wird das Gehirn durch zwei Elektroden mehrere Sekunden lang gereizt. Eine wird vorn am Scheitel aufgesetzt, die andere an der rechten, bei Linkshändern an der linken Schläfe. Durch diesen Reiz wird ein Krampfanfall von etwa 20 Sekunden ausgelöst. Die Dauer des Krampfanfalls wird bei neueren Geräten mit Hilfe eines Elektroenzephalogramms (EEG) überwacht. Die zugeführte Energie ist nicht sehr hoch. Sie würde ausreichen, um eine 20-Watt-Glühbirne zwei Sekunden lang leuchten zu lassen.

In der Regel werden insgesamt sechs bis acht Elektrokrampftherapien durchgeführt. Der zeitliche Abstand zwischen den einzelnen Behandlungen beträgt drei Tage.

Welche Nebenwirkungen können auftreten?

Die Elektrokrampftherapie wird entgegen ihrem Ruf von den meisten Patienten sehr gut vertragen. Bei älteren Patienten oder schwangeren Frauen ist eine Elektrokrampftherapie unter Umständen mit weniger Nebenwirkung verbunden als eine hochdosierte Therapie mit Psychopharmaka.

75% aller Elektrokrampftherapien sind völlig frei von Nebenwirkungen. Das bedeutet, daß nach Abklingen der Kurzzeitnarkose ausschließlich positive Effekte eintreten. 23% der Patienten verspüren leichtere Nebenwirkungen. Ernsthafte, aber medizinisch beherrschbare Ereignisse treten bei 2% der Behandlungen auf. Das Risiko lebensbedrohlicher Zwischenfälle beträgt 1 : 50.000.

Damit ist die Elektrokrampftherapie einer der sichersten medizinischen Eingriffe.

Manche Patienten spüren nach der Behandlung einen leichten Muskelkater, manche klagen über Übelkeit oder Kopfschmerzen. Diese Beschwerden bilden sich nach spätestens 24 Stunden zurück. Andere Patienten klagen über vorübergehende Gedächtnisstörungen und Kopfschmerzen. Seit Einführung neuer Geräte sind diese Nebenwirkungen selten geworden. Verwirrtheitszustände kommen nur noch in Einzelfällen vor.

Bleibende Persönlichkeitsveränderungen, dauerhafte Gedächtnisstörungen oder Nachlassen der geistigen Fähigkeiten sind nicht zu befürchten.

Während der Behandlung kann es zu Schwankungen des Blutdrucks, zu Herzrhythmusstörungen und zu Störungen der Lungenfunktion kommen. Diese Nebenwirkungen sind allerdings sehr selten, medizinisch beherrschbar und treten fast ausschließlich bei herz- oder lungenkranken Patienten auf.

Wann sollte keine Elektrokrampftherapie durchgeführt werden?

Bei schweren Hirnkrankheiten darf eine Elektrokrampftherapie nicht angewandt werden. Das gilt insbesondere für gesteigerten Hirndruck, für Entzündungen des Gehirns und seiner Häute (Enzephalitis und Meningitis), für Epilepsien oder für kurze Zeit zurückliegende Schlaganfälle oder Hirnblutungen. Gefährlich kann eine Elektrokrampfbehandlung auch bei schweren Herzkrankheiten, schweren Störungen der Blutgerinnung, schwerem Bluthochdruck oder bei anderen schweren Allgemeinkrankheiten sein.

Begleittherapien

Die meisten Schizophreniekranken sind, solange sie an schweren Akutsymptomen leiden, kaum in der Lage, sich sinnvoll zu betätigen. Sie können sich nur schlecht konzentrieren und nur kurze Zeit ruhig sitzen bleiben. Die Krankheitserscheinungen nehmen ihre Aufmerksamkeit so sehr in Anspruch, daß für andere Dinge kein Platz bleibt.

Wenn die Akutsymptome unter der Behandlung abklingen, sind die Patienten zwar noch lange nicht so leistungsfähig wie vor der Erkrankung. Sie beginnen aber langsam, sich wieder für das zu interessieren, was um sie herum geschieht, und es ist möglich, sie an bestimmte Beschäftigungen heranzuführen. Diese Tätigkeiten sind Bestandteil der Behandlung in einer psychiatrischen Klinik und werden zusammenfassend Begleittherapien genannt. Man versteht darunter tagesstrukturierende, trainierende, kreativitätsfördernde und körperorientierte Verfahren.

Warum Begleittherapien wichtig sind

Mit dem Abklingen der Akutsymptome bemerken die meisten Patienten ein Nachlassen bestimmter Fähigkeiten und Interessen (s. Seite 22 ff.). Hierzu zählen die Fähigkeit, Gefühle zu empfinden und auszudrücken, das Interesse an anderen Menschen, das Konzentrations- und Durchhaltevermögen, die Fähigkeit zum abstrakten Denken, der Antrieb und die Belastungsfähigkeit.

Begleittherapien dienen dazu, diese Fähigkeiten wieder zu trainieren. Dieses Training ist für den weiteren Verlauf der Krankheit um so wichtiger, je schwerer die Störungen der Konzentration und des Antriebs ausgeprägt sind. Früher wurden diese Therapien nicht in allen psychiatrischen Krankenhäusern und auf allen Stationen durchgeführt. Nach den Erfahrungen aus dieser Zeit bilden sich die Negativsymptome bei Patienten, die über einen längeren Zeitraum ohne sinnvolle Beschäftigung sind, nicht zurück, im Gegenteil: Sie verstärken sich.

Patienten, die jeden Tag etwas zu tun haben, sind wesentlich frischer und wacher. Die Art der Tätigkeit spielt dabei nur eine untergeordnete Rolle, wenn sie nur den Bedürfnissen und Fähigkeiten des jeweiligen Patienten angepaßt ist.

Aufgabe der Therapeuten ist es, die Patienten bei den Begleittherapien anzuleiten, zu unterstützen und dabei darauf zu achten, daß die Patienten weder überfordert noch unterfordert sind. Unterforderung verstärkt die Negativsymptome, aber Überforderung kann zum Wiederauftreten von Akutsymptomen führen.

Trainierende und tagesstrukturierende Verfahren

Niemandem tut es gut, längere Zeit untätig zu bleiben. Wer darüber hinaus durch seine Krankheit Mühe hat, sich zu etwas aufzuraffen und eine Tätigkeit auch durchzuhalten, wird für jede Anregung dankbar sein. Aus diesem Grund werden die meisten Patienten in psychiatrischen Kliniken so früh wie möglich dazu angehalten, an trainierenden und tagesstrukturierenden Therapien teilzunehmen.

Die Beschäftigungstherapie

Unter der Bezeichnung »Beschäftigungstherapie« werden eine ganze Reihe von Techniken zusammengefaßt: Malen mit Stiften, Aquarellfarben, Seidenmalerei, Arbeiten mit Holz und Ton, Handweben, Korbflechten und vieles andere mehr.

Die Beschäftigungstherapie bietet insofern viele Möglichkeiten, handwerkliche Techniken zu erlernen, schöne Dinge zu gestalten und dabei mit anderen Menschen zusammenzuarbeiten. Die Betroffenen beschäftigen sich weniger mit ihren Krankheitssymptomen, wenn sie sich praktisch betätigen.

Das Haushaltstraining bietet Patienten, die aufgrund ihrer Erkrankung mit Haushaltätigkeiten nicht zurechtkommen, die Gelegenheit, sich diese Fähigkeiten anzueignen.

Das Training geistiger Fähigkeiten

Beschäftigungstherapie ist meist schon möglich, wenn die Akutsymptome noch in abgeschwächter Form weiterbestehen. Geistige Tätigkeiten fallen den meisten Schizophreniekranken in dieser Zeit noch wesentlich schwerer. Gerade Patienten, die in ihrem Beruf nicht körperlich, sondern geistig arbeiten, müssen ihre Ansprüche an sich zunächst zurückschrauben.

Zu einem späteren Zeitpunkt ist es aber um so wichtiger, die geistigen Fähigkeiten zu trainieren. Das kann mit Hilfe bestimmter Therapieprogramme geschehen, beispielsweise dem Integrierten Psychologischen Therapieprogramm (IPT), das eine Gruppe von Schweizer Psychiatern um V. Roder und K.D. Brenner entwickelt haben. Ähnliche Ziele verfolgen computergestützte Verfahren, oder Gruppentherapien, in denen beispielsweise Zeitschriftenbeiträge gelesen und anschließend gemeinsam diskutiert werden.

Die Arbeitstherapie

Bei der Beschäftigungstherapie steht die Tagesstrukturierung und die Freude an kunsthandwerklicher Tätigkeit im Vordergrund. Die verschiedenen Methoden des Trainings geistiger Fähigkeiten sind – wie bereits der Name sagt – in erster Linie trainierende Verfahren. Sie stellen höhere Anforderungen an die Leistungsfähigkeit der Patienten. Die Arbeitstherapie dient in erster Linie der Vorbereitung auf das Arbeitsleben vor der Entlassung aus der stationären Behandlung. Deshalb stehen die Patienten in der Arbeitstherapie unter einem langsam ansteigenden Leistungsdruck, der sie an die Anforderungen der Arbeitswelt heranführen soll.

Die Arbeitstherapien größerer psychiatrischer Kliniken arbeiten meist mit lokalen Industrieunternehmen zusammen, die dem Krankenhaus bestimmte Fertigungsaufträge erteilen, beispielsweise Verpackungsarbeiten, Elektromontage, Holz- oder Metallarbeiten.

Die Bewegungs- und Tanztherapie

Psychische Krankheiten äußern sich oft in körperlichen Symptomen. Deshalb ist es sinnvoll, sowohl die Psyche als auch den Körper zu behandeln. Die Bewegungstherapie hilft nicht nur dabei, beweglich und körperlich leistungsfähig zu bleiben, sondern soll auch Freude an der körperlichen Bewegung vermitteln. Fähigkeiten, die durch die Krankheit oder die medikamentöse Behandlung beeinträchtigt sind, werden gezielt trainiert.

Die Kunst- und Musiktherapie

In der Kunsttherapie soll den Patienten die Möglichkeit gegeben werden, ihre Gedanken und Gefühle frei von Leistungsdruck zu Papier oder in eine plastische Form zu bringen. Dabei ist es völlig unwichtig, ob ein Patient malen kann oder gestalterisch geübt ist. Wichtig ist lediglich, das eigene Erleben in der Sprache der Bilder zum Ausdruck zu bringen.

Die Musiktherapie arbeitet nicht mit Bildern, sondern mit Tönen, aber die Ziele sind ähnlich. In der rezeptiven Musiktherapie werden die Patienten dazu angeregt, die beim Hören von Musik entstehenden Empfindungen und Gedanken bewußt zu erleben und in Worte zu fassen. In der aktiven Musiktherapie formen sich Töne und Geräusche durch das Zusammenspiel von Patienten und Therapeuten zur Musik. Auch bei der Musiktherapie spielt das technische Beherrschen der eigenen Stimme oder eines Musikinstruments keine Rolle.

Die Psychotherapie

Viele psychische Störungen lassen sich am besten behandeln, wenn Patienten über sich und ihr bisheriges Leben nachdenken und diese Gedanken dann mit einem Arzt oder Psychologen austauschen. Sie werden möglicherweise erkennen, daß manche Schwierigkeiten, mit denen sie kämpfen, ihre Wurzeln in der Kindheit oder auch in den derzeitigen Lebensumständen haben.

Wenn ein Arzt oder ein Psychologe mit einem Patienten spricht, um ihm zu helfen, sich selbst besser kennenzulernen und nach Lösungen für die persönlichen und zwischenmenschlichen Probleme zu suchen, nennt man das Psychotherapie. Manche Psychotherapiemethoden arbeiten allerdings nicht in erster Linie mit Gesprächen, sondern mit übenden Verfahren. Wieder andere versuchen, diesen Prozeß mit bestimmten Spielen zu unterstützen. Alle diese Psychotherapiemethoden können zum Erfolg führen und Patienten helfen, ihre Schwierigkeiten besser zu bewältigen.

Kann Psychotherapie Neuroleptika ersetzen?

Patienten, die an einer Schizophrenie leiden, fragen sich oft, ob es nicht möglich ist, bei der Behandlung ihrer Krankheit auf

Psychopharmaka, insbesondere auf Neuroleptika, zu verzichten. Sie versuchen, die Neuroleptika abzusetzen. Leider führen diese Versuche meist schon nach wenigen Wochen oder Monaten zum Wiederauftreten der akuten Krankheit.

Psychotherapie allein hat keinerlei vorbeugende Wirkung. Die vorbeugende Wirkung der Neuroleptika läßt sich allerdings mit Hilfe bestimmter psychotherapeutischer Verfahren verbessern. In den folgenden Abschnitten soll auf die Frage eingegangen werden, welche Art von Psychotherapie für schizophreniekranke Patienten besonders hilfreich ist und was die Ziele dieser Psychotherapie sind.

Die Ziele der Psychotherapie

Eines der wesentlichen Ziele der Psychotherapie besteht darin, daß die Betroffenen sich mit sich und ihrem Leben auseinandersetzen, um dadurch mit sich selbst und dem eigenen Leben besser zurechtzukommen.

Erkrankt eine Person an einer Schizophrenie, bedeutet das für alle Beteiligten eine einschneidende Veränderung. Die Persönlichkeit und das Leben werden durch die Krankheit entscheidend mitbestimmt. Deshalb besteht ein wesentliches Ziel der Psychotherapie Schizophreniekranker darin, sich mit der eigenen Krankheit auseinanderzusetzen und dadurch besser mit ihr zurechtzukommen.

Eine wichtige Voraussetzung dafür ist die Informationsvermittlung. Sachinformationen helfen, die eigene Krankheit besser kennenzulernen. Auf der Basis eines soliden Wissens ist es viel besser möglich, die Möglichkeit längerfristiger Beeinträchtigungen und die Notwendigkeit einer längerfristigen Behandlung zu akzeptieren. Da diese Form der Psychotherapie etwas mit Erziehung (englisch: education) zu gesundheitsförderlichem Verhalten zu tun hat, wird sie »Psychoedukation« genannt. Psychoedukation kann in Einzelgesprächen oder in Gruppen durchgeführt werden. Sie ist heute aus der Behandlung Schizophreniekranker nicht mehr wegzudenken.

Warum ist die Einbeziehung der Angehörigen wichtig?

Eltern, Geschwister und (Ehe-)Partner leiden ebensosehr unter der Krankheit wie die Patienten. Häufig fragen sie sich, ob sie etwas falsch gemacht haben. In den 60er Jahren vertraten einige Kliniker und Forscher in Großbritannien und den USA die Meinung, die Familie sei die Ursache der Schizophrenie. Diese Meinung hat sich als falsch erwiesen (s. Seite 48), verstärkte aber für einige Zeit die Schuldgefühle der Angehörigen zusätzlich.

Der Einfluß des Familienklimas auf den Krankheitsverlauf

Zur gleichen Zeit beschäftigten sich in Großbritannien andere Psychiater, insbesondere G.W. Brown, J.K. Wing, C.E. Vaughn und J.P. Leff, mit der viel wichtigeren Frage, inwieweit die Familie den Verlauf der Schizophrenie beeinflussen kann. Sie machten die Beobachtung, daß Patienten, die besonders häufig wiedererkranken, oft in Familien leben, in denen viel gestritten wird. Wenn Eltern oder Geschwister den Patienten gegenüber negativ eingestellt sind, sie häufig kritisieren, ihre Unzufriedenheit zeigen und leicht die Beherrschung verlieren, wirkt sich das eher ungünstig auf den Verlauf der Erkrankung aus.

Diese Beobachtung wurde inzwischen von vielen anderen Untersuchern bestätigt. Faßt man alle Ergebnisse zusammen, erkranken bei ungünstigem Familienklima nach einem Jahr durchschnittlich etwa die Hälfte, nach zwei Jahren zwei Drittel der Patienten, bei günstigem Familienklima nach einem Jahr ein Fünftel, nach zwei Jahren weniger als ein Drittel.

Wie kann den Familien geholfen werden?

Brown, Wing, Vaughn, Leff und ihre Mitarbeiter besuchten die Familien und hörten ihnen zu. Dabei erfuhren sie viel über die Alltagsprobleme, die das Zusammenleben psychisch Gesunder und Schizophreniekranker mit sich bringen. Sie erarbeiteten dann gemeinsam mit allen Familienmitgliedern verschiedene Möglichkeiten, mit der Krankheit zurechtzukommen und mit Konflikten umzugehen. Nach dieser Familientherapie besserte sich die Familienatmosphäre, die Patienten wurden seltener akut krank und mußten nicht so oft stationär behandelt werden.

Der Wiener Psychiater R. Schindler unternahm Anfang der 70er Jahre erstmals den Versuch, Patienten und Angehörige in getrennten Gesprächsgruppen zusammenzufassen. Dieses Vorbild wurde von Psychiatern in den USA, Großbritannien und in deutschsprachigen Ländern weiterentwickelt. Angehörigengruppen haben gegenüber der Familientherapie den Vorteil, daß eine größere Zahl von Angehörigen und Patienten zur gleichen Zeit betreut werden kann.

Die Erfolge beider Beratungs- und Behandlungsformen sind miteinander vergleichbar. Bei der Routinebehandlung erkranken nach einem Jahr im Durchschnitt etwa die Hälfte der Patienten und mußten stationär behandelt werden. Bei einer Familientherapie oder einer Kombination von Angehörigen- und Patientengruppen lagen die Zahlen nach einem Jahr bei 15–20%.

Angehörigengruppen werden deshalb heute – ebenso wie Patientengruppen – in vielen psychiatrischen Kliniken angeboten. Auch sie sind aus der Behandlung der Schizophrenie nicht mehr wegzudenken.

Angehörigen-Selbsthilfevereinigungen Im Mai 1970 beschrieb der Engländer John Pringle in der Times die Schwierigkeiten, die seine Familie erlebte, nachdem der älteste Sohn an Schizophrenie erkrankt war. Dieser Artikel machte deutlich, daß die Psychiatriereform und die damit verbundene Reduktion der Krankenhausbetten ihre Schattenseiten hatte. Zwar wurde für die meisten Patienten eine bessere Akutversorgung gewährleistet, viele mußten jedoch frühzeitig nach Hause entlassen werden. Die Familien waren mit der Versorgung ihrer psychisch kranken Angehörigen oft überfordert und wurden von professionellen Helfern kaum unterstützt.

Aufgrund dieser Erfahrungen gründete John Pringle 1972 gemeinsam mit anderen Angehörigen die »National Schizophrenia Fellowship« (NSF) Großbritanniens.

In den folgenden Jahren erstellte die NSF eine ganze Reihe von Berichten über die Situation der Familien Schizophreniekranker.

Zusätzlich bildeten sich örtliche Gesprächsgruppen von Angehörigen, die sich gegenseitig mit Rat und Tat unterstützten. Ähnliche Organisationen gibt es inzwischen in vielen Ländern.

In der Bundesrepublik haben sich zahlreiche Angehörigenselbsthilfevereinigungen gebildet, die seit 1985 im Bundesverband der Angehörigen psychisch Kranker e.v. zusammengeschlossen sind (s. Adressenverzeichnis). Ziel der Vereinigung ist unter anderem die Vermittlung möglichst vieler Angehöriger in lokale Selbsthilfegruppen. Zusätzlich möchte der Verband die Angehörigen über Hilfsangebote und Rechte informieren, auf psychiatriepolitische Entscheidungen Einfluß nehmen und auf Mißstände der psychosozialen Versorgung aus Sicht der Angehörigen hinweisen.

Patienten-Selbsthilfevereinigungen 1992 gründeten ehemalige Patienten psychiatrischer Kliniken den Bundesverband Psychiatrie-Erfahrener e.V. (s. Adressenverzeichnis). Der Verband hat sich vor allem die Förderung der Selbstbestimmung psychisch Kranker zum Ziel gesetzt. Die ehemaligen Patienten setzen sich für die Reduktion von Zwangsmaßnahmen in der Psychiatrie, für eine Psychopharmakotherapie unter Beachtung der Nebenwirkungen und für eine angemessene Aufklärung und psychotherapeutische Behandlung der Patienten ein.

Eine Initiative des Verbandes ist die Einführung von Behandlungsverträgen. Jeder Patient soll das Recht haben, nach Abklingen der akuten Krankheitserscheinungen eine Behandlungsvereinbarung für den Fall einer erneuten akuten Erkrankung abzuschließen. In diesem Vertrag soll das geplante Vorgehen bei der darauffolgenden stationären Behandlung vereinbart werden. Unter anderem kann notiert werden, welche Neuroleptika der Patient besonders gut oder besonders schlecht vertragen hat oder was er bei einem Erregungszustand zusätzlich zu den Medikamenten als hilfreich erlebt hat. Eine solche Vereinbarung soll es dem Arzt erleichtern, auf die individuellen Bedürfnisse des Patienten einzugehen.

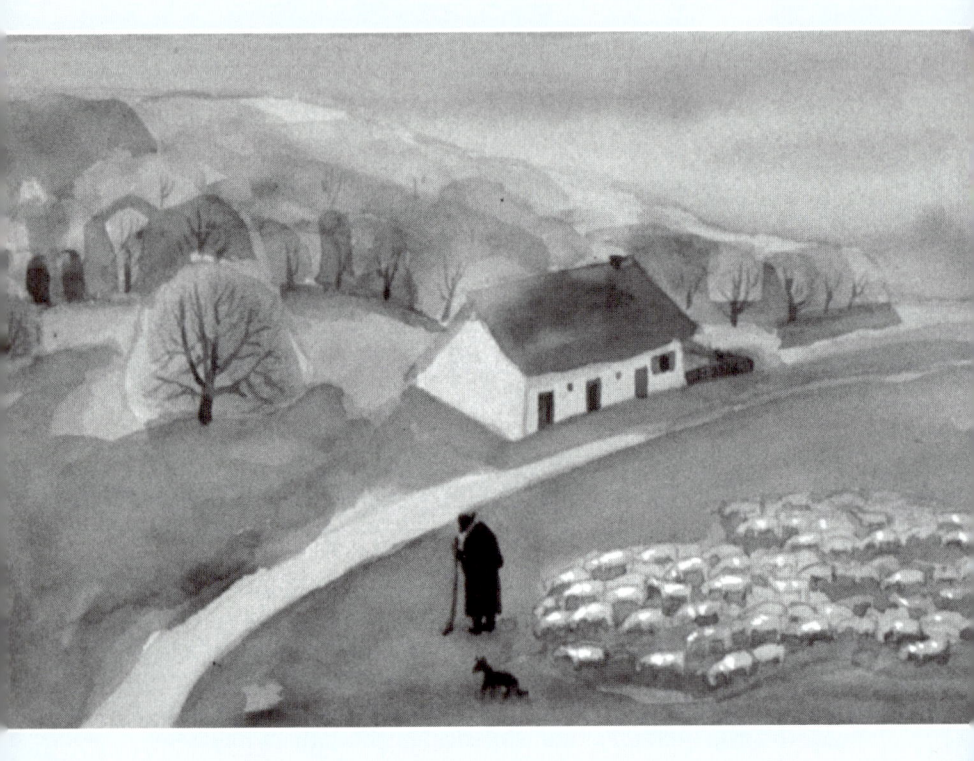

Albert Speck (1895–1938)
»Ohne Titel«

Das System der psychosozialen Versorgung

Wie hat sich die psychosoziale Versorgung seit der Zeit nach dem 2. Weltkrieg entwickelt und welche Behandlungsinstitutionen stehen heute zur Verfügung? Die Antworten auf diese Fragen finden Sie im folgenden Kapitel.

Die Schizophrenie kann stationär, teilstationär oder ambulant behandelt werden. Die stationäre Behandlung erfolgt in psychiatrischen Krankenhäusern und Krankenhausabteilungen, die teilstationäre Behandlung in Tageskliniken. Die ambulante Behandlung ist zunächst Aufgabe der niedergelassenen Ärzte. Darüber hinaus stehen verschiedene ambulante Beratungs- und Behandlungsdienste zur Verfügung.

Die Psychiatriereform in Deutschland

In der Zeit nach dem Zweiten Weltkrieg war das allgemeine Interesse für die Belange psychisch Kranker eher gering. Die Menschen hatten existentielle Sorgen und betrachteten die Lösung anderer Probleme als vorrangig. Mahnrufe einzelner Psychiater, es sei an der Zeit, sich der psychisch Kranken als Opfer der NS-Diktatur und Stiefkinder des sogenannten Wirtschaftswunders anzunehmen, verhallten meist ungehört. Forderungen zur Verbesserung der Lage der Psychiatrie in der Bundesrepublik Deutschland, die man auch überregional zur Kenntnis nahm, wurden erstmals in den 60er Jahren laut. Damals begannen namhafte Psychiater in Deutschland immer häufiger und immer eindringlicher auf dieses Problem hinzuweisen. 1970 forderte beispielsweise der Mannheimer Psychiater H. Häfner in einem Hearing vor dem Bundestagsausschuß für Jugend, Familie und Gesundheit einschneidende Reformen.

Die Psychiatrie-Enquete 1971 erging schließlich der Auftrag des Deutschen Bundestags, einen Bericht zur Lage der Psychiatrie in Deutschland zu erstellen. Die eingesetzte Expertengruppe stellte Erschreckendes fest: Die stationäre psychiatrische Versorgung erfolgte größtenteils durch 68 psychiatrische Krankenhäuser mit einer durchschnittlichen Größe von 1200 Betten. Ein Assistenzarzt versorgte im Durchschnitt 87 Patienten, die Arzt-Patientenrelation betrug 1:64, wenn Ober- und Chefärzte mitgerechnet wurden. Im Bundesdurchschnitt waren 80% aller Patienten auf geschlossenen Stationen untergebracht.

In den großen Krankenhäusern war die Bausubstanz überaltert, die Stationen überbelegt. 40% der Patienten waren in Schlafsälen untergebracht. Viele Patienten hatten keine Möglichkeit zum Tragen eigener Kleidung und keinen Platz für die Aufbewahrung von Eigentum. Das Leben fand unter menschenunwürdigen Bedingungen statt.

Bei der ambulanten Versorgung fanden sich ebenfalls schwere Mängel. Die insgesamt 1200 niedergelassenen Nervenärzte hatten kaum Zeit für ihre Patienten, im Schnitt weniger als 15 Minuten im Monat.

Reformen nach der Psychiatrie-Enquete In der Zeit nach dem Abschlußbericht der Expertenkommission, der Psychiatrie-Enquete von 1975, veränderte sich die psychosoziale Landschaft durchgreifend. Die großen psychiatrischen Krankenhäuser wurden kleiner und überschaubarer, die räumlichen und sanitären Verhältnisse besserten sich. Zusätzlich entstanden psychiatrische Abteilungen an Allgemeinkrankenhäusern, die Anzahl der Nervenärzte und Psychiater stieg an, und zusätzlich wurden Beratungsstellen sowie Wohn- und Arbeitsmöglichkeiten für psychisch Kranke geschaffen.

Die psychosoziale Versorgung ist durch die Reformen der letzten Jahrzehnte vielfältiger, aber auch komplizierter geworden. Man unterscheidet stationäre, teilstationäre, ambulante und komplementäre Einrichtungen. Diese Einrichtungen sollen in den folgenden Abschnitten beschrieben werden.

Stationäre Behandlung: psychiatrische Kliniken

Die wichtigste Aufgabe psychiatrischer Kliniken ist die stationäre Behandlung psychisch Kranker in einem multiprofessionellen Team. Stationär heißt: Der Patient verbringt für eine bestimmte Zeit Tag und Nacht im Krankenhaus. Multiprofessionell heißt: In einer einzigen Institution stehen verschiedene Berufsgruppen zur Verfügung: Ärzte, Diplompsychologen, Krankenpflegekräfte, Sozialarbeiter, Beschäftigungstherapeuten, in größeren Krankenhäusern zusätzlich Arbeitserzieher, Bewegungstherapeuten, Kunst-, Musik- und Tanztherapeuten.

Welche Arten von Kliniken gibt es?

Die einzelnen Arten von psychiatrischen Kliniken unterscheiden sich in Größe und Entstehungsgeschichte voneinander. Die großen psychiatrischen Kliniken entwickelten sich meist aus den Heil- und Pflegeanstalten, die seit Beginn des 19. Jahrhunderts an vielen Orten gebaut worden waren. Die meisten der heute noch betriebenen Krankenhäuser entstanden gegen Ende des 19. und zu Beginn des 20. Jahrhunderts. Sie wurden zumeist in ländlicher Umgebung errichtet, um den Patienten ein ruhiges

Leben zu ermöglichen. In einer beschützenden Umgebung sollten sie untergebracht, vor Schaden bewahrt und beschäftigt werden.

Die Wurzeln der psychiatrischen Kliniken der Universitäten liegen ebenfalls im 19. Jahrhundert. Sie erlebten zunächst eine wechselvolle Geschichte, die vor allem durch Streitigkeiten mit den Anstaltspsychiatern gekennzeichnet war. Wegen dieser Streitigkeiten entwickelte sich in der Mitte des 19. Jahrhunderts eine weitgehende Trennung zwischen Universitäts- und Anstaltspsychiatrie.

Einzelne psychiatrische Kliniken an Allgemeinkrankenhäusern haben eine Tradition, die ebenfalls bis in das 19. Jahrhundert zurückgeht. Die meisten wurden allerdings nach der Psychiatrie-Enquete von 1975 gebaut.

Regionale Versorgungsverpflichtung

Die großen psychiatrischen Krankenhäuser der Bundesländer und die meisten psychiatrischen Kliniken an Allgemeinkrankenhäusern sind verpflichtet, Patienten aus ihrem Versorgungsgebiet aufzunehmen, wenn dies medizinisch notwendig ist. Sie dürfen beispielsweise nicht die Aufnahme eines Patienten wegen Überbelegung der Klinik ablehnen. Insbesondere sind sie bei gerichtlichen Einweisungen zur Aufnahme verpflichtet.

Universitätskliniken haben diese Verpflichtung meist nicht, sind personell und finanziell in der Regel besser ausgestattet, müssen jedoch zusätzlich Studenten ausbilden und Forschung betreiben.

Organisation der Kliniken

Größere Kliniken sind meist in mehrere Bereiche gegliedert. In der Regel werden Alkohol-, Medikamenten- und drogenabhängige Patienten im Bereich Suchttherapie behandelt, im Bereich Gerontopsychiatrie die Patienten, die älter als 65 sind. Viele Kliniken verfügen über spezialisierte Psychotherapiestationen, auf denen im allgemeinen aber keine schizophreniekranken Patienten behandelt werden. Für diese ist der Bereich Allgemeine

Psychiatrie zuständig. In manchen Kliniken ist der Bereich Allgemeine Psychiatrie in die Bereiche Akutpsychiatrie und Rehabilitation unterteilt.

In einigen kleineren Kliniken findet sich ebenfalls eine solche Gliederung, andere arbeiten eher nach dem Durchmischungsprinzip. Das bedeutet, daß keine Trennung nach Diagnose, Alter oder Schweregrad der psychischen Störung erfolgt. Auf allen Stationen werden alle Patientengruppen behandelt. Jede dieser Varianten hat Vor- und Nachteile. In der Regel richtet sich die Klinikorganisation nach der Größe der Klinik und nach baulichen Gegebenheiten. Je kleiner eine Klinik ist, desto weniger sinnvoll ist eine Spezialisierung der Stationen. Auf der anderen Seite sind Stationen, die über mehrere Etagen gebaut sind, nicht für die Behandlung schwer Akutkranker geeignet.

Geschlossene und offene Stationen Wenn die Gefahr besteht, daß sich ein psychisch schwerkranker Patient das Leben nimmt oder andere Patienten gefährdet, muß die Behandlung auf einer Station durchgeführt werden, auf der die Patienten ausreichend überwacht werden können. Zumeist sind die Türen dieser Stationen durchgehend oder zeitweise geschlossen.

Geschlossene Türen in psychiatrischen Kliniken haben einen schlechten Ruf. Irgendwie erinnern sie an Gefängnisse. Allerdings haben die geschlossenen Türen in Krankenhäusern eine andere Funktion als Gefängnistore. Sie dienen in erster Linie dem Schutz der Patienten vor sich selbst und nur in wenigen Ausnahmefällen dem Schutz der Allgemeinheit vor den psychisch Kranken.

Geschlossene Türen gibt es auch anderswo: im Kindergarten, damit die Kinder nicht in einem unbeaufsichtigten Augenblick weglaufen, auf Intensivstationen in neurologischen, medizinischen oder chirurgischen Kliniken, damit nicht jeder die Räume betreten kann. Ein Vorurteil über geschlossene Stationen lautet: Wer da hineingeht, kommt so schnell nicht mehr heraus. Genau das Gegenteil trifft zu. Da die psychiatrischen Kliniken nur über eine begrenzte Anzahl von Betten auf geschlossenen oder schließbaren Stationen verfügen, werden Patienten so früh wie möglich auf offene Stationen verlegt. Nur so kann sichergestellt werden, daß ein Krankenhaus jederzeit auch Patienten aufnehmen kann, die ärztlich und pflegerisch intensiv behandelt und überwacht werden müssen.

Man kann auch sagen: Auf offenen Stationen werden Patienten behandelt, die auf sich selbst aufpassen können. Wenn es vorübergehend nötig ist, daß andere auf sie aufpassen, ist die Behandlung auf einer geschlossenen oder schließbaren Station erforderlich.

Teilstationäre Behandlung: Tageskliniken und tagesklinische Behandlung in psychiatrischen Kliniken

Oft läßt sich die Aufnahme in ein psychiatrisches Krankenhaus durch eine teilstationäre Behandlung vermeiden oder verkürzen. Bei dieser Art der Therapie schlafen die Patienten zu Hause und verbringen den Tag in der Klinik.

Tageskliniken können ganz unterschiedlich organisiert sein. Autonome Tageskliniken arbeiten ohne Anbindung an ein Krankenhaus, integrierte Tageskliniken sind Bestandteil eines psychiatrischen Krankenhauses. In manchen Einrichtungen dient eine Station, auf der keine Betten, sondern nur einige Ruheliegen aufgestellt sind, als Tagesklinik. In anderen Krankenhäusern ist eine tagesklinische Behandlung auf mehreren Stationen möglich.

Eine tagesklinische Behandlung ist immer dann sinnvoll, wenn ein Patient keine Tag- und Nachtbetreuung benötigt. Er muß allerdings so belastungsfähig sein, daß er den Weg zur Tagesklinik und von der Tagesklinik nach Hause bewältigt.

Ambulante Behandlung und Beratung

Niedergelassene Nervenärzte, Psychiater und Psychotherapeuten

Die ambulante Behandlung psychisch Kranker ist in erster Linie Aufgabe der niedergelassenen Nervenärzte und der Psychiater und Psychotherapeuten. Diese sprechen mit dem Betroffenen und gegebenenfalls mit den Angehörigen die medikamentöse Behandlung ab und schreiben die entsprechenden Rezepte aus. Sie führen die erforderlichen Kontrolluntersuchungen durch und planen gemeinsam mit dem Patienten und seinen Angehörigen eventuell notwendige Rehabilitationsmaßnahmen. Zudem helfen sie dem psychisch Kranken und dessen Angehörigen durch Gespräche, besser mit der Erkrankung und ihren Folgen zurechtzukommen.

Die Anzahl der niedergelassenen Nervenärzte ist in den Jahren seit der Psychiatrie-Enquete erheblich angestiegen. In den größeren Städten findet mittlerweile jeder, der sich behandeln lassen will, einen Nervenarzt oder Psychiater. Problematisch ist die Situation nach wie vor in ländlichen Gebieten, da vor allem chronisch psychisch Kranke nicht so mobil sind wie psychisch Gesunde.

Institutsambulanzen und Polikliniken

Die ambulante Behandlung kann auch in Institutsambulanzen psychiatrischer Krankenhäuser oder in den Polikliniken der psychiatrischen Universitätskliniken erfolgen. Im Gegensatz zu Nervenarztpraxen sind diese Ambulanzen multiprofessionell arbeitende Institutionen. Den Patienten steht ein Team von Ärzten, Diplompsychologen, Krankenpflegekräften, Sozialarbeitern und anderen Therapeuten zur Verfügung. Sie sind dadurch in der Lage, Patienten zu versorgen, die nicht die Ganztagsbetreuung einer Tagesklinik benötigen, aber intensiver betreut werden müssen, als das eine Nervenarztpraxis leisten kann.

Sozialpsychiatrische Dienste

In den Praxen der niedergelassenen Ärzte steht die medizinische Behandlung im Vordergrund. Die sozialpsychiatrischen Dienste haben in erster Linie eine beratende Funktion. Zu ihren Aufgaben gehören unter anderem die allgemeine Sozialberatung, die Vermittlung an niedergelassene Ärzte oder psychiatrische Krankenhäuser, die Betreuung in beschützten Wohnformen und in den Privatwohnungen der Patienten, die Betreuung am Arbeitsplatz, die Zusammenarbeit mit Familienangehörigen und die Organisation von Freizeitaktivitäten.

In manchen Bundesländern wurden zusätzliche Beratungsdienste entwickelt, die einen Teil der Aufgaben der sozialpsychiatrischen Dienste übernehmen, beispielsweise die Betreuung am Arbeitsplatz. Manche Patienten benötigen nicht nur beratende, sondern auch pflegerische Betreuung, beispielsweise Anleitung zur Körperpflege oder Hilfe bei der Einnahme von Medikamenten. Deshalb wurden in manchen Regionen Ambulante psychiatrische Pflegedienste eingerichtet.

Die sozialpsychiatrischen Dienste (abgekürzt SPD oder SPDi) werden in einigen Bundesländern von den Verbänden der freien Wohlfahrtspflege (z.B. Caritas, Diakonisches Werk, Arbeiterwohlfahrt) betrieben, in anderen sind sie den Gesundheitsämtern angegliedert. Sie haben also nicht nur eine beratende, sondern auch eine Kontrollfunktion und können – wie alle Gesundheitsämter – Klinikeinweisungen gegen den Willen der Patienten veranlassen. Beide Lösungen haben Vor- und Nachteile. Bei Anbindung an die Gesundheitsämter ist eine umfassendere Versorgung gewährleistet. Die Schwelle, ein Amt aufzusuchen, dürfte aber für viele Patienten deutlich höher liegen als bei einer Beratungsstelle ohne Kontrollfunktion.

Komplementäre Einrichtungen

Betreutes Wohnen

Chronisch psychisch Kranke sind oft nicht in der Lage, völlig selbständig zu leben. Mit der Führung eines eigenen Haushalts sind sie überfordert. Für diese Personengruppe wurden seit den 70er Jahren Wohngemeinschaften und Heime geschaffen.

Wohngemeinschaften sind für Personen geeignet, die ohne ständige Hilfe leben können. In der Regel leben 4–7 Bewohner in einem Haushalt. Die Mitarbeiter der betreuenden Institution besuchen die Wohngemeinschaften je nach Betreuungsbedarf der Bewohner ein- bis mehrmals in der Woche.

Chronisch psychisch Kranke, die regelmäßige Unterstützung benötigen, können in Heimen wohnen. Tagsüber ist in diesen Heimen wenigstens ein Mitarbeiter ständig anwesend. Die meisten verfügen über 15–30 Plätze, bei manchen wird diese Zahl erheblich überschritten. In den größeren Heimen steht zumeist ein komplettes Betreuungsangebot zu Verfügung, das eigene Werkstätten beinhaltet. Die kleineren sind überschaubarer und meist wohnortnäher, die Arbeitsmöglichkeiten sind räumlich vom Wohnbereich getrennt.

Wer die Ganztagsbetreuung eines Heims nicht benötigt und nicht in einer Wohngemeinschaft leben möchte, hat vielerorts die Möglichkeit des betreuten Einzel- oder Paarwohnens.

Die psychiatrische Familienpflege hat eine sehr lange Tradition, die bis ins Mittelalter zurückgeht, im 19. Jahrhundert wieder aufgegriffen wurde und gegen Mitte des 20. Jahrhunderts in Deutschland in Vergessenheit geriet. In den 80er Jahren wurde die Idee wiederbelebt, psychisch Kranke in fremden Familien unterzubringen und die Familien dafür zu bezahlen. Die psychiatrische Familienpflege bietet sich vor allem in ländlichen Bereichen an. Als besonders geeignet haben sich Familien erwiesen, die über ausreichenden Wohnraum verfügen und bei denen Hilfsbereitschaft und finanzielle Interessen in einem gesunden Verhältnis stehen.

Hilfen am Arbeitsplatz

Viele Schizophreniekranke können nach der Behandlung der akuten Krankheit wieder an ihren Arbeitsplatz zurückkehren. Wenn ein Patient einen festen Arbeitsplatz hat, aber nach der Behandlung noch nicht voll leistungsfähig ist, besteht die Möglichkeit einer abgestuften Wiedereingliederung. Beispielsweise kann die Arbeitszeit von zunächst zwei Stunden täglich innerhalb von 12 Wochen auf acht Stunden gesteigert werden.

Antrag auf Wiedereingliederungshilfe Wenn der Arbeitgeber einverstanden ist, kann der behandelnde Arzt bei der Krankenkasse einen entsprechenden Antrag stellen. Hierzu genügt ein formloses Schreiben, in dem die Gründe für die Notwendigkeit der Wiedereingliederungshilfe dargelegt werden.

In der Regel erhält der Patient in der Zeit der Maßnahme vom Arbeitgeber Lohn oder Gehalt entsprechend der geleisteten Arbeitszeit. Falls diese Beträge unter der Höhe des Krankengelds liegen, übernimmt die Krankenkasse für einen Zeitraum von bis zu sechs Monaten die Differenz. Der Arbeitnehmer erhält also in der Zeit der Wiedereingliederung Zahlungen, die wenigstens der Höhe des ihm zustehenden Krankengelds entsprechen.

Rehabilitationsmaßnahmen

Bei manchen Patienten ist die Leistungsfähigkeit jedoch längerfristig beeinträchtigt. Sie sind auf dem allgemeinen Arbeitsmarkt überfordert. Vorrangiges Ziel aller Bemühungen ist dann die Rehabilitation, das heißt die Wiederherstellung der Leistungsfähigkeit. Dafür gibt es unterschiedliche Einrichtungen:

Rehabilitationseinrichtungen für psychisch Kranke (RPK):
Die Wiederherstellung der Arbeitsfähigkeit ist zunächst Aufgabe der Rehabilitationseinrichtungen für psychisch Kranke (RPK). Durch gezielte Trainingsmaßnahmen werden die psychisch Kranken auf die Anforderungen des Arbeitsmarktes vorbereitet.

Werkstätten für psychisch Behinderte (WfB):
Diese Werkstätten sind für psychisch Behinderte geeignet, die nicht auf dem allgemeinen Arbeitsmarkt tätig sein können, aber trotzdem in der Lage sind, wenigstens halbtags zu arbeiten.

Firmen für psychisch Behinderte (Selbsthilfefirmen):
Im Gegensatz zu den Werkstätten für psychisch Behinderte schließen Selbsthilfefirmen mit den Beschäftigten reguläre Ausbildungs- oder Arbeitsverträge ab. Deshalb arbeiten Selbsthilfefirmen immer mit einem gewissen wirtschaftlichen Risiko.

Wer übernimmt die Kosten?

Komplementäre Einrichtungen dienen der Rehabilitation psychisch Behinderter. Bei Rehabilitationsmaßnahmen unterscheidet man zwischen medizinischer, beruflicher und sozialer Rehabilitation.

Das Ziel der medizinischen Rehabilitation besteht in der Wiederherstellung der Arbeitsfähigkeit. Zu den medizinischen Rehabilitationsmaßnahmen zählen zum Beispiel Nachsorgebehandlungen bei Herz-Kreislaufleiden oder bei Krebserkrankungen, Alkoholentwöhnungsbehandlungen oder Rehabilitationsbehandlungen bei Hirnverletzten und Schlaganfallpatienten.

Das Ziel beruflicher Rehabilitationsmaßnahmen ist die Wiedereingliederung in das Berufsleben durch Umschulungen oder sonstige berufsfördernde Maßnahmen. Umschulungen für schizophreniekranke Patienten können beispielsweise dann sinnvoll sein, wenn der ursprüngliche Beruf mit berufstypischen Belastungen wie z.B. Schichtarbeit verbunden ist. Für die Finanzierung beruflicher Rehabilitationsmaßnahmen ist die Arbeitsverwaltung (Arbeitsamt) zuständig.

Soziale Rehabilitationsmaßnahmen dienen der Wiedereingliederung in die Gesellschaft. Hierzu zählt die Unterbringung in allen betreuten Wohnformen und die Arbeit in Werkstätten für psychisch Behinderte.

Die Kosten dieser Maßnahmen werden von den Sozialhilfeverwaltungen übernommen. Wenn ein Patient eigenes Vermögen hat, wird dieses zunächst aufgebraucht. Unter gewissen Bedingungen sind auch die Eltern zu Zahlungen verpflichtet.

Die Rehabilitationseinrichtungen für psychisch Kranke nehmen eine Sonderstellung ein. Sie sind Institutionen der medizinischen, beruflichen und sozialen Rehabilitation. Die Finanzierung erfolgt durch Krankenkassen, Rentenversicherungsträger und Arbeitsverwaltung, die Patienten müssen kein eigenes Vermögen einsetzen.

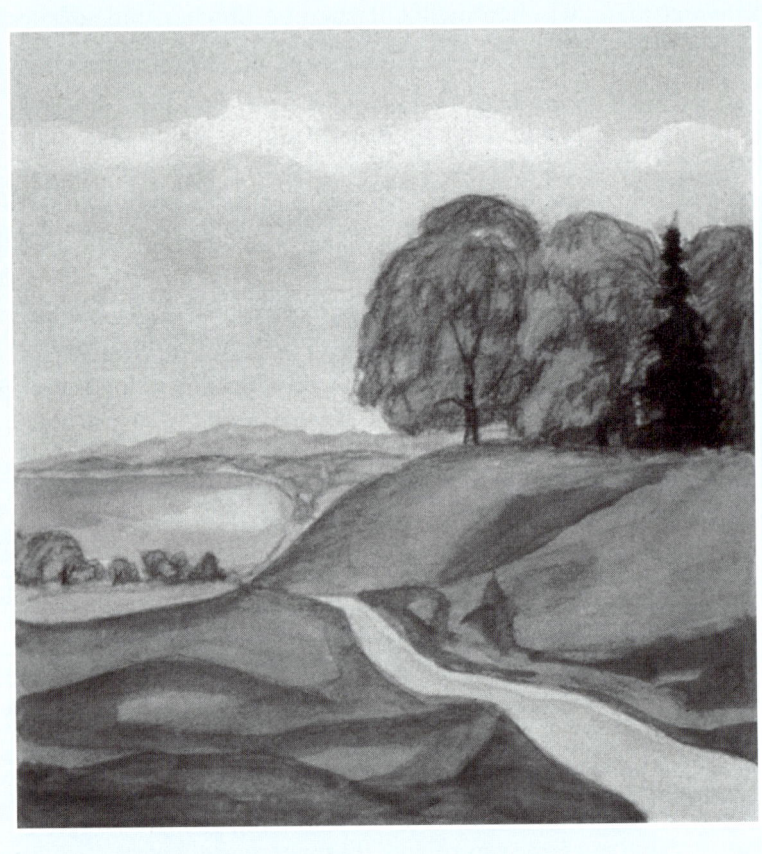

Albert Speck (1895 – 1938)
»Ohne Titel«

Rechtsfragen

In diesem Abschnitt erfahren Sie, warum und unter welchen Voraussetzungen psychisch Kranke gegen ihren Willen behandelt werden können, wie die Fahrtauglichkeit bei psychischen Störungen gesetzlich geregelt ist, was man tun kann, wenn ein Patient eine strafbare Handlung begangen hat und was man über Arbeitsrecht, Krankenversicherungen und Eheschließung wissen sollte.

Beim Umgang mit Arbeitgeber, Vorgesetzten, Arbeitskollegen, Nachbarn und Freunden stellt sich für psychisch Kranke die Frage, wie offen sie mit diesen Personen über ihre Krankheit sprechen sollen. Diese Entscheidung sollte nicht schematisch, sondern in jedem Einzelfall neu getroffen werden.

Die Behandlung gegen den Willen der Patienten

Jeder Mensch hat das Recht, über das, was mit ihm und seinem Körper geschieht, selbst zu bestimmen. Das bedeutet unter anderem, daß ärztliche Maßnahmen nur dann durchgeführt werden können, wenn der Patient zustimmt. Trotzdem ist es unter bestimmten Umständen notwendig, Kranke gegen ihren Willen zu behandeln.

Die Gründe für diese Notwendigkeit liegen in der Natur schwerer psychischer Störungen. Schwere psychische Störungen verhindern oft, daß die Patienten ihre Erkrankung erkennen können. In dieser Situation sind Patienten oft nicht in der Lage, sich aufgrund vernünftiger Überlegungen für oder gegen eine Behandlung zu entscheiden.

Dürfen Psychopharmaka heimlich gegeben werden?

Die Behandlung gegen den Willen des Patienten ist durch Gesetze geregelt. An diese Gesetze muß sich jeder halten. Die heimliche Gabe von Psychopharmaka ist keine Lösung. Wer als Angehöriger einem psychisch Kranken Psychopharmaka in Speisen oder Getränke gibt, zerstört nicht nur das zwischen ihm und dem Betroffenen bestehende Vertrauensverhältnis. Er macht sich auch strafbar: Die heimliche Gabe von Medikamenten erfüllt den Straftatbestand der Körperverletzung!

Wer als Angehöriger einen behandlungsbedürftigen Patienten, der sich nicht helfen lassen will, behandeln lassen möchte, muß den Weg über die richterliche Anordnung gehen. Das fällt kaum einem Angehörigen leicht, denn zunächst werden die meisten Erkrankten einen solchen Schritt übelnehmen. Trotzdem bleibt oft keine andere Möglichkeit, und viele Patienten sind im nachhinein doch dankbar, daß jemand den Mut gehabt hat, aktiv zu werden.

In der Bundesrepublik Deutschland gibt es zwei gesetzliche Möglichkeiten der Behandlung gegen den Willen des Patienten:

- die öffentlich-rechtliche Unterbringung nach den Unterbringungsgesetzen der Bundesländer und
- die bürgerlich-rechtliche Unterbringung nach dem Betreuungsrecht.

Öffentlich-rechtliche Unterbringung

Die rechtlichen Voraussetzungen Maßnahmen nach dem Unterbringungsgesetz können dann ergriffen werden, wenn eine Person psychisch krank, geistig behindert oder suchtkrank ist und wenn deshalb die Gefahr besteht, daß sie sich selbst oder anderen Schaden zufügt. Dies kann beispielsweise dann der Fall sein, wenn ein akutkranker Patient sich gegen andere Menschen aggressiv verhält oder wenn er versucht, sich das Leben zu nehmen.

In solchen Fällen ist meist Eile geboten. Am wenigsten eingreifend ist es für alle Beteiligten, wenn Angehörige oder Freunde den Patienten auf schnellstmöglichem Weg in das zuständige Psychiatrische Krankenhaus bringen.

Welches Vorgehen ist sinnvoll? Wenn der Patient sich mit Händen und Füßen dagegen wehrt, hat es keinen Sinn, einen Krankenwagen zu rufen. Rettungssanitäter dürfen keinerlei körperliche Gewalt anwenden und weigern sich in der Regel, Betroffene gegen deren Willen zu transportieren. Dann muß die Hilfe der Polizei in Anspruch genommen werden. Hierzu ist es sinnvoll, einen Arzt zu rufen, der die Notwendigkeit der Einweisung bestätigt. Gleichzeitig muß die Polizei verständigt werden. Die Polizei begleitet den Erkrankten dann während des Transports und fertigt einen Bericht an. Dieser Bericht wird dann dem zuständigen Amtsgericht zugestellt.

Was geschieht im Krankenhaus? In der psychiatrischen Klinik wird der Patient untersucht. Nach einer Frist von einem bis mehreren Tagen – dies ist in den einzelnen Bundesländern verschieden – muß der Amtsrichter ihn persönlich anhören, falls er sich nicht zu einer Behandlung auf freiwilliger Basis entschlossen hat. Der Richter trifft auf Grund einer persönlichen Anhörung, auf Grund des Polizeiberichts und auf Grund des ärztlichen Berichtes eine Entscheidung über die Unterbringung. Falls der Richter die Auffassung vertritt, daß eine Unterbringung nicht erforderlich ist, muß der Patient entlassen werden.

Wenn das Gericht die Notwendigkeit der Unterbringung bestätigt, ist der Patient für eine bestimmte Frist untergebracht. Falls sich der Gesundheitszustand vor Ablauf dieser Frist entscheidend bessert, muß der Patient vorzeitig aus der Unterbringung entlassen werden. Ist die Unterbringung nach Ablauf der Unterbringungsfrist weiterhin notwendig, muß der Richter dies nach einem ärztlichen Gutachten und nach persönlicher Anhörung des Betroffenen erneut entscheiden.

Welche Rechte stehen dem Patienten zu? Jeder Patient hat während des gesamten Verfahrens das Recht, beim Gericht gegen seine Unterbringung Beschwerde einzulegen. Er kann sich dabei von einem Rechtsanwalt vertreten lassen, wenn er glaubt, zu Unrecht untergebracht zu sein. Unberechtigte Anträge auf Unterbringung werden allerdings nur selten gestellt. Die meisten Patienten erkennen die Notwendigkeit der Behandlung nach wenigen Tagen, und die Behandlung kann auf freiwilliger Basis weitergeführt werden.

Das Betreuungsrecht

Rechtliche Voraussetzungen Bei Betreuungsmaßnahmen geht es nicht um die Sicherung der Rechte der Allgemeinheit, sondern um die Wahrung der Interessen von hilfsbedürftigen Personen.

Ein Betreuer kann bestellt werden, wenn eine volljährige Person wegen einer psychischen Krankheit, einer geistigen oder einer körperlichen Behinderung ihre Angelegenheiten nicht mehr erledigen kann. Dies kann der Fall sein, wenn ein Patient in seiner Wohnung kostspielige Sicherungsanlagen einbauen läßt, um sich vor seinen vermeintlichen Verfolgern zu schützen und sich nicht behandeln läßt. Dieser Patient trifft wichtige Entscheidungen unter dem Einfluß der Krankheit und nicht auf Grund vernünftiger Überlegungen.

Wie wird ein Betreuer ausgewählt? In der Regel werden Angehörige oder Freunde die Bestellung eines Betreuers anregen. Dies geschieht schriftlich beim zuständigen Vormundschaftsgericht am Amtsgericht. Sinnvoll ist es, der Anregung zur Bestellung eines Betreuers ein ärztliches Attest beizulegen, das die Diagnose und die Begründung der Betreuungsbedürftigkeit enthalten sollte. Wenn die Behandlung auf einer geschlossenen psychiatrischen Station notwendig ist, muß zusätzlich zur Betreuung die Genehmigung zur geschlossenen Unterbringung beantragt werden.

Der zuständige Richter muß sich auf Grund der ihm vorliegenden Informationen und auf Grund einer persönlichen Anhörung des Betroffenen ein Urteil über die Notwendigkeit der Betreuung und der geschlossenen Unterbringung bilden. Vor der endgültigen Entscheidung über die Bestellung eines Betreuers holt der Richter ein Sachverständigengutachten ein.

Schizophrenie, Psychopharmaka und Straßenverkehr

Die Leistungsfähigkeit eines Menschen kann durch Krankheiten und durch Medikamente, die zur Behandlung von Krankheiten dienen, beeinträchtigt werden. Aus dieser Erkenntnis heraus gab die Weltgesundheitsorganisation (WHO) bereits 1956 erstmals »Richtlinien für die medizinische Untersuchung von Bewerbern um eine Kraftfahrerlaubnis« heraus. Diese Grundsätze wurden 1965 von der UN-Wirtschaftskommission für Europa überarbeitet. 1973 wurde erstmals im Auftrag des Bundesverkehrsministeriums von einer Expertenkommission das »Gutachten Krankheit und Kraftverkehr« veröffentlicht. Zum 1.1.1983 erließ der Bundesminister für Verkehr neue Richtlinien, die im »Gutachten Krankheit und Kraftverkehr« vom April 1985 niedergelegt sind. Die neueste Überarbeitung dieser Regeln stammt aus dem Jahr 1996.

Verkehrstauglichkeit bei einer akuten Schizophrenie

Das oben genannte Gutachten enthält auch Grundsätze für die Beurteilung der Verkehrstauglichkeit schizophreniekranker Personen. Demnach ist die Eignung zum Führen von Kraftfahrzeugen aller Klassen bei einer schweren akuten Schizophrenie und bei schweren akuten schizophrenieähnlichen Störungen ausgeschlossen. Zur Begründung wird angeführt, daß bei dieser Krankheit die Beurteilung der Realität und damit auch die Einschätzung von Verkehrssituationen erheblich beeinträchtigt ist. Der Kraftfahrer verhält sich unter Umständen in einer Art und Weise, die für die anderen Verkehrsteilnehmer unvorhersehbar ist. Auch durch Störungen der Konzentration und des Antriebs nach Abklingen der akuten Symptome ist die allgemeine Leistungsfähigkeit herabgesetzt.

Verkehrstauglichkeit nach Abklingen der akuten Erkrankung

Nach Abklingen der akuten Krankheit können Patienten wieder Kraftfahrzeuge der Klassen 1, 3, 4 und 5 führen. Hierzu ist es allerdings erforderlich, daß zu diesem Zeitpunkt keine schweren Symptome mehr bestehen. Insbesondere gilt dies für Wahnsymptome, für Beeinträchtigungen der Selbstkritik, aber auch für ausgeprägte Antriebs- und Konzentrationsstörungen.

Wenn innerhalb von zehn Jahren erneut eine schwere akute Krankheit auftritt, darf der betreffende Patient im Anschluß daran in der Regel drei bis fünf Jahre lang kein Kraftfahrzeug mehr führen. Nach mehr als 10 Jahren wird eine Wiedererkrankung wie eine Ersterkrankung bewertet.

Diese Richtlinien erscheinen zunächst einmal ausgesprochen streng, da Kraftfahrzeuge in unserer Gesellschaft eine große Bedeutung haben und mangelnde Fahrtauglichkeit geradezu als Makel gilt. Man sollte sich jedoch vor Augen führen, daß die Allgemeinheit ein berechtigtes Interesse an der Verkehrssicherheit

Schizophreniekranke dürfen nicht als Berufskraftfahrer arbeiten

Für Berufskraftfahrer gelten noch strengere Regeln. Wer einmal an einer schweren Schizophrenie erkrankt war, ist bis an sein Lebensende ungeeignet zum Führen von Kraftfahrzeugen, die der Fahrgastbeförderung dienen. In der Regel gilt das auch für andere Fahrzeuge, die einen Führerschein der Klasse 2 erfordern. Für einen Omnibusfahrer bedeutet dies, daß er seinen Beruf aufgeben muß. Auch Fernfahrer sind in aller Regel gezwungen, sich eine andere Beschäftigung zu suchen.

hat und der Gesetzgeber dieses Interesse höher bewerten muß als das Interesse des Einzelnen, mit Hilfe eines Kraftfahrzeugs beweglich zu sein.

In der Regel erfährt die Verwaltungsbehörde von einer Behandlung in einem psychiatrischen Krankenhaus nur dann etwas, wenn diese Behandlung gegen den Willen des Betroffenen durchgeführt wurde oder im Anschluß an einen schweren Verkehrsunfall erforderlich war. Insofern ist für jeden Patienten die Versuchung groß, Auto zu fahren, obwohl er nach den geltenden Richtlinien nicht fahrtauglich ist. Wer sich so verhält, spielt jedoch mit dem Feuer. Wenn es tatsächlich zu einem Verkehrsunfall kommt und der Unfallgegner zufällig von einem erst kurze Zeit zurückliegenden Krankenhausaufenthalt erfahren hat, kann er dies bei einer etwaigen Gerichtsverhandlung geltend machen. Unter diesen Umständen droht nicht nur eine Geldstrafe, es ist auch damit zu rechnen, daß die Haftpflichtversicherung nicht für den Unfallschaden aufkommt. Aus diesen Gründen sollte jeder verantwortungsbewußte Patient sich an die hier skizzierten Richtlinien halten.

Beeinträchtigen Psychopharmaka die Fahrtauglichkeit?

Bekanntlich können auch Psychopharmaka die Verkehrstauglichkeit beeinträchtigen. Hierbei lassen sich jedoch keine festen Richtlinien aufstellen, da Neuroleptika oder auch Antidepressiva sehr unterschiedlich vertragen werden. Wer beispielsweise durch neuroleptikabedingte Bewegungsstörungen in seiner körperlichen Bewegungsfreiheit eingeengt ist, darf sich nicht ans Steuer setzen. Hier kann nur der behandelnde Arzt entscheiden, ob der Patient durch die Medikamente soweit beeinträchtigt ist, daß er vorübergehend nicht Auto fahren sollte.

> In der Regel schränkt eine vorbeugende Behandlung die Fahrtauglichkeit nicht ein. Das Problem sind nicht die Psychopharmaka, sondern die Krankheit.

Grundsätzlich sollte jeder Patient die Frage der Verkehrstauglichkeit mit seinem behandelnden Arzt bereden und ihn bitten, seine Einschätzung der Verkehrstauglichkeit im Krankenblatt oder in der Karteikarte niederzulegen.

Strafbare Handlungen

Schwere psychische Störungen können die Fähigkeit eines Menschen, eigenverantwortliche Entscheidungen zu treffen, erheblich beeinträchtigen oder sogar aufheben. Dies ist nicht nur im Bürgerlichen Gesetzbuch, sondern auch im Strafgesetzbuch (StGB) berücksichtigt.

> ### § 20 des Strafgesetzbuchs (StGB):
> Wer eine strafbare Handlung begeht und zu diesem Zeitpunkt krankheitsbedingt nicht in der Lage war, die Strafbarkeit dieser Handlung zu erkennen (Einsichtsfähigkeit), ist schuldunfähig. Schuldunfähig ist auch, wer zwar die Strafbarkeit der Handlung erkannt hat, aber krankheitsbedingt nicht in der Lage war, sein Handeln nach dieser Erkenntnis auszurichten (Steuerungsfähigkeit).

Eine schwere akute Schizophrenie kann einen Patienten dazu bringen, Dinge zu tun, die ihm in gesundem Zustand nie in den Sinn kämen. Glücklicherweise sind die meisten dieser Handlungen nicht im eigentlichen Sinn gefährlich. Für diese Taten können die Patienten fast nie strafrechtlich zur Verantwortung gezogen werden, da Einsichtsfähigkeit oder Steuerungsfähigkeit krankheitsbedingt fehlen.

Ein schuldunfähiger Patient muß den Schaden, den er angerichtet hat, wiedergutmachen. Wer in der akuten Krankheit bei dem Auto seiner Nachbarn die Scheinwerfer zerschlägt, weil er sich von ihnen beobachtet fühlt, kann zwar nicht wegen Sachbeschädigung bestraft werden, muß aber die Reparatur bezahlen.

Wenn ein Patient im Rahmen seiner Erkrankung eine Straftat begangen oder Schaden angerichtet hat, sollte er sich unbedingt von einem Rechtsanwalt beraten und gegebenenfalls vor Gericht vertreten lassen.

Das Arbeitsrecht

Arbeitsunfähigkeit

Patienten mit einer akuten Schizophrenie werden grundsätzlich krank geschrieben. Die meisten können nach einer gewissen Zeit unter dem Schutz der Psychopharmaka wieder ihrer gewohnten Tätigkeit nachgehen.

In den ersten Wochen der Arbeitsunfähigkeit erhält der krank geschriebene Arbeitnehmer Lohnfortzahlung durch seinen Arbeitgeber. Je nach Dauer der Betriebszugehörigkeit verlängert sich dieser Zeitraum. Nach der Zeit der Lohnfortzahlung übernimmt die Krankenkasse die wirtschaftliche Absicherung des Betroffenen.

Der Arbeitgeber erfährt durch die Arbeitsunfähigkeitsbescheinigung nur die voraussichtliche Dauer der Arbeitsunfähigkeit und nicht die Diagnose. Er kann allerdings auf eine psychische Krankheit schließen, wenn sie von einem Nervenarzt, von einem Psychiater oder von einer psychiatrischen Klinik ausgestellt ist.

Umgang mit Kollegen und Vorgesetzten

Oft ist es sinnvoll, Kollegen oder Vorgesetzten »reinen Wein« einzuschenken. Das hängt zunächst davon ab, wie eng die Zusammenarbeit und wie gut das gegenseitige Vertrauensverhältnis ist.

Wenn allerdings Krankheitssymptome am Arbeitsplatz offensichtlich geworden sind, läßt sich die Tatsache einer psychischen Krankheit ohnehin nicht mehr verbergen. Wer sich unter diesen Umständen entschließt, offen über die eigene Krankheit zu reden, verhindert damit das Entstehen von Gerüchten.

Häufig kommt es vor, daß sich Arbeitgeber oder Vorgesetzte nach der voraussichtlichen Dauer der Arbeitsunfähigkeit erkundigen. In der Regel ist es ratsam, diese Frage zu beantworten und darauf zu verweisen, daß der Verlauf psychischer Krankheiten nicht so genau vorauszusehen ist wie beispielsweise bei einem gebrochenen Arm.

Der Arzt darf den Arbeitgeber nicht ohne Einwilligung des Patienten über Diagnose und Verlauf der Erkrankung unterrichten. In der Regel sollte der Patient selbst diese Aufgabe übernehmen. Er kann dann entscheiden, wieviel er mitteilen und was er für sich behalten will.

Manchmal ist es aber sinnvoll, den Arzt von seiner Schweigepflicht zu entbinden und ihn zu bitten, dem Arbeitgeber oder Vorgesetzten die Art der Erkrankung zu erläutern. Durch eine solche Erläuterung wird deutlich, daß der Patient nichts zu verbergen hat. Besonders günstig ist es, wenn eine derartige Erklärung nicht am Telefon, sondern in Form eines persönlichen Gesprächs zwischen Patient, Vorgesetzten und Arzt stattfindet.

Besteht Kündigungsschutz?

Viele Arbeitnehmer glauben, daß sie wegen einer Krankheit nicht entlassen werden können. Leider ist das ein Irrtum. Betriebe können Arbeitsverträge aus wirtschaftlichen Gründen kündigen, da die langdauernde Krankheit eines oder mehrerer Mitarbeiter gerade für kleinere Unternehmen eine schwere Belastung darstellen kann.

Längerdauernde Krankheit ist jedoch nicht immer ein hinreichender Kündigungsgrund. Bei einer drohenden Kündigung ist es für den betroffenen Arbeitnehmer in jedem Fall ratsam, sich vom Betriebsrat beraten zu lassen.

Arbeitssuche

Wer eine neue Arbeitsstelle antritt, wird vom zukünftigen Arbeitgeber meist nach Krankheiten und Behinderungen gefragt. Diese Fragen muß ein Bewerber wahrheitsgemäß beantworten. Wenn er sie verschweigt, muß er damit rechnen, den Arbeitsplatz zu verlieren, wenn er wieder krank wird.

Es gibt Patienten, die sich dennoch dafür entscheiden, ihre Krankheit so lange wie möglich zu verheimlichen. Sie sagen sich: Wenn ich offen rede, bekomme ich die Stelle ganz sicher nicht. Wenn ich nichts erzähle, kann ich zunächst darauf hoffen, daß die Krankheit nicht mehr auftreten wird. Aber selbst wenn ich wieder krank werden sollte, wird der Arbeitgeber nicht erfahren, an welcher Krankheit ich leide und ob diese Krankheit früher schon einmal aufgetreten ist.

Berentung

Eine Krankschreibung kann nicht unbegrenzt fortgeführt werden. Wenn ein Versicherter länger als 18 Monate mit Unterbrechungen von weniger als sechs Monaten wegen derselben Krankheit krank geschrieben ist, stellt die Krankenkasse die Zahlung von Krankengeld ein. Es ist dann ratsam, eine Zeitrente zu beantragen. Die Zeitrente wird zunächst für einen Zeitraum von zwei Jahren gewährt.

Beamte erhalten ihre Bezüge im Krankheitsfall ohne zeitliche Begrenzung. Wenn eine Krankheit länger als zwei Jahre andauert, kann der Dienstherr allerdings ein Gutachten zur Feststellung der Dienstfähigkeit in die Wege leiten. Wenn der Beamte dienstunfähig ist, wird er in den Ruhestand versetzt und erhält Ruhestandsbezüge. Wenn der Gutachter allerdings der Meinung ist, der Beamte sei dienstfähig, werden die normalen Bezüge weitergezahlt.

Private Kranken- und Lebensversicherungen

Gesetzliche Krankenkassen müssen alle krankenversicherungspflichtigen Personen aufnehmen. Private Krankenversicherungen und Lebensversicherungen sind dagegen nicht verpflichtet, jedermann zu versichern. Um ihr Risiko einzuschätzen, fragen sie vor dem Vertragsabschluß nach bestehenden oder früher abgelaufenen Krankheiten. Eventuell wird dann zusätzlich zu den üblichen Kosten der Versicherung ein Risikozuschlag erhoben.

Wenn der Versicherungsnehmer wichtige Tatsachen verschwiegen hat, muß die Versicherung keine Leistungen erbringen. Deshalb ist es ratsam, Fragen privater Versicherungen wahrheitsgemäß zu beantworten.

Heirat und Kinder

Die Ehe ist eine Lebensgemeinschaft auf der Grundlage des gegenseitigen Vertrauens. Wer heiraten möchte, muß aus diesem Grund den zukünftigen Ehepartner auf eventuell bestehende Krankheiten und Behinderungen hinweisen.

Das gilt auch für psychische Krankheiten. Wer in der Zeit vor der Beziehung zum zukünftigen Ehepartner an einer psychischen oder körperlichen Krankheit gelitten hatte, muß dieses Thema vor der Heirat ansprechen.

Da die Anlage zu einer Schizophrenie vererbt werden kann (s. Seite 48 f.), ist es ratsam, dabei auch über die Frage gemeinsamer Kinder zu reden. Das gilt um so mehr, als es im Rahmen der körperlichen und psychischen Veränderungen nach der Geburt zur Auslösung einer weiteren akuten Schizophrenie kommen kann. Ein solches Gespräch kann für beide Partner nur von Vorteil sein. Wenn die Ehe nicht zustande kommt, wäre die Beziehung wahrscheinlich spätestens dann auseinandergegangen, wenn eine Schizophrenie aufgetreten wäre. Wenn sich beide Partner nach dem klärenden Gespräch zur Heirat entschließen, hat die Beziehung eine wichtige Bewährungsprobe bestanden.

Dank

Dieses Buch entstand aus der Begegnung mit Patienten und Angehörigen, die mir nahebrachten, was es für sie bedeutet, an einer Schizophrenie erkrankt zu sein oder mit einem Schizophreniekranken zusammenzuleben. Einige von ihnen haben mir erlaubt, das, was sie mir mitteilten, aufzuschreiben und als Zitate in dieses Buch aufzunehmen. Ihnen allen sei an dieser Stelle gedankt.

Mein Dank gilt Herrn Prof. Dr. E. Lungeshausen, dem emiritierten Ordinarius für Psychiatrie an der Universität Erlangen-Nürnberg. Er vermittelte mir vom Beginn meiner Tätigkeit als Psychiater an, wie wichtig es ist, beim ärztlichen Handeln sowohl die Krankheit als auch den erkrankten Menschen im Auge zu behalten.

Danken möchte ich auch meinem Freund und Kollegen Priv.-Doz. Dr. Thomas Rechlin, der das Manuskript gelesen und mit wertvollen Anregungen zur endgültigen Form dieses Buches beigetragen hat. Seiner Frau, Sabine Samson-Rechlin, danke ich für die grafische Gestaltung der Abbildungen.

Die zu Beginn der einzelnen Kapitel abgedruckten Kunstwerke sind Reproduktionen von Aquarellen des Malers Albert Speck (1895 – 1938), der von 1933 bis zu seinem Tod in der damaligen Heilanstalt Zwiefalten unter der Diagnose einer Schizophrenie behandelt wurde. Die Besitzerin, Frau Lieselotte Bischoff aus Kißlegg, und Herr Dr. Manfred Kretschmer aus Ravensburg haben die Veröffentlichung der Bilder in der vorliegenden Form ermöglicht. Beiden sei an dieser Stelle herzlich gedankt.

Seit ich für Patienten und Angehörige schreibe, hat meine Frau mich immer wieder darauf hingewiesen, daß kurze Sätze gute Sätze und lange Sätze schlechte Sätze sind. Auch sie hat das Manuskript kritisch durchgesehen. Sie weiß, daß ich ihr und meinen Kindern nicht nur dafür zu danken habe.

Weinsberg, im Juli 1998   *Hans-Jürgen Luderer*

Anhang

Adressen

Bundesverband Psychiatrie-Erfahrener e.V.,
Thomas-Mann-Straße 49a, 53111 Bonn, Tel. 02 28/63 26 46

Bundesverband der Angehörigen psychisch Kranker e. V.,
Thomas-Mann-Straße 49a, 53111 Bonn, Tel. 02 28/63 26 46

Zum Weiterlesen

Es ist natürlich nicht möglich, in einem Buch wie diesem auf alle
Fragen im Zusammenhang mit der Schizophrenie und den schi-
zophrenieähnlichen Störungen einzugehen. Was unklar geblie-
ben ist, wird der behandelnde Arzt sicher gerne beantworten.
Wer darüber hinaus noch mehr wissen möchte, findet hier eine
Zusammenstellung von Lehrbüchern, Nachschlagewerken und
Selbstschilderungen.

Literatur

Schilderungen von Betroffenen:

Anstadt, S.:
Alle meine Freunde sind verrückt. Aus dem Leben eines schizophrenen Jungen. Bericht einer Mutter. Piper, München 1989

Schiller, L.:
Wahnsinn im Kopf. Bastei-Lübbe, Bergisch-Gladbach 1995

Ratgeber:

Bäuml, J.:
Psychosen aus dem schizophrenen Formenkreis. Ein Ratgeber
für Patienten und Angehörige. Springer, Berlin 1994

Familien helfen sich selbst. Ein Leitfaden für Angehörige psychisch Kranker. Bundesverband der Angehörigen psychisch Kranker e. V., Thomas-Mann-Straße 49a, 53111 Bonn

Faust, V.:
Schizophrenie. Erkennen und Verstehen in Fragen und Antworten. Arcis, 1996

Finzen, A.:
Schizophrenie. Die Krankheit verstehen. Psychiatrie-Verlag, Bonn 1993

Finzen, A.:
Der Verwaltungsrat ist schizophren. Psychiatrie-Verlag, Bonn 1996

Gottesman, I.:
Schizophrenie. Ursachen, Diagnosen und Verlaufsformen. Spektrum Akademischer Verlag, Heidelberg 1993

Stark, M., Esterer, I., Bremer, F.:
Ich bin doch nicht verrückt. Psychiatrie-Verlag, Bonn 1997

Stark, M., Buckkremer, G., Claußen, H.-J., Esterer I., Hahlweg, K., Luderer, H.-J., Naber, D.:
Psychosen. Mosaik-Verlag, München 1998

Wienberg, G. (Herausgeber):
Schizophrenie zum Thema machen. Psychiatrie-Verlag, Bonn 1995

Sachverzeichnis